杏林翘楚

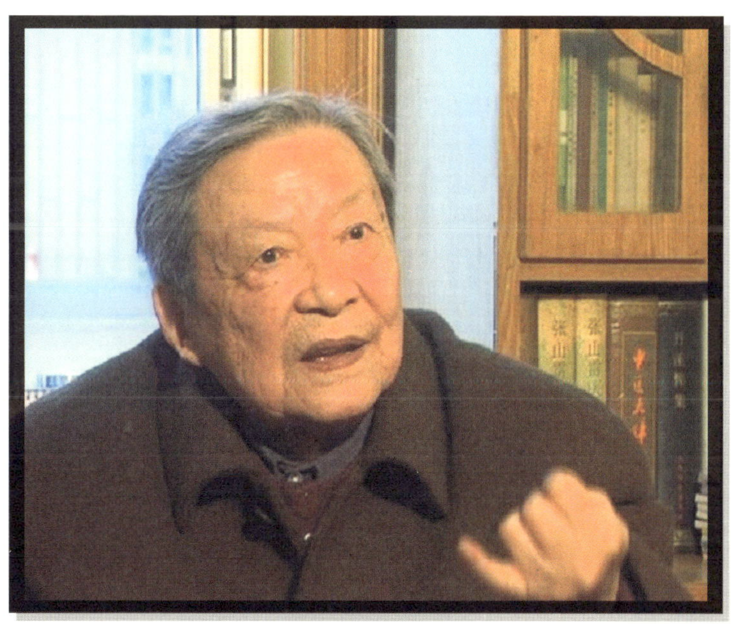

蒋文照教授

（1925—2008）

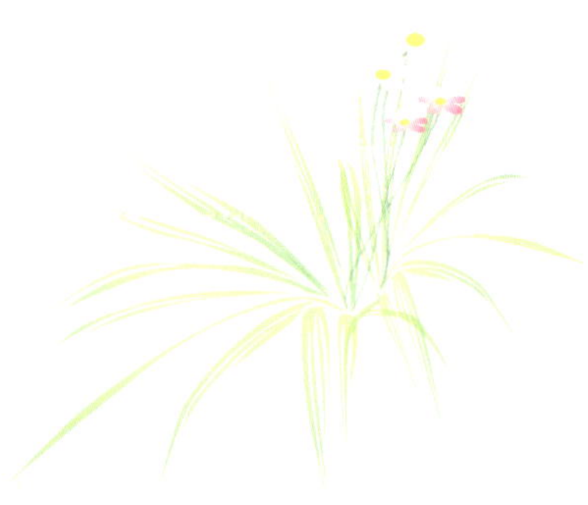

岐黄生涯

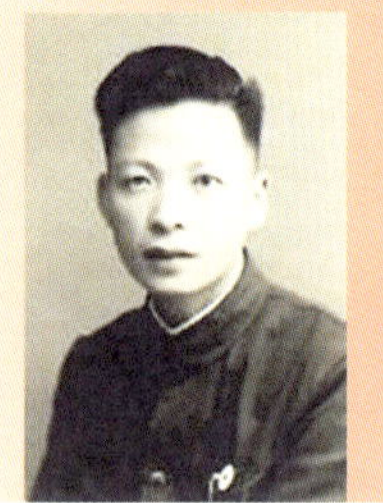

摄于1956年

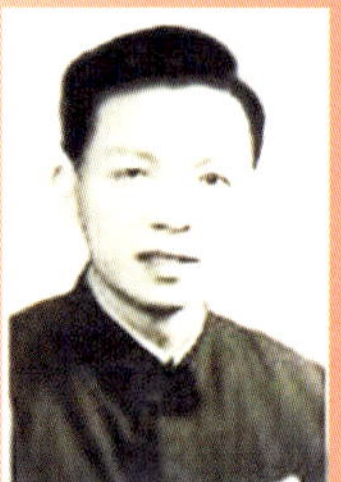
摄于1957年

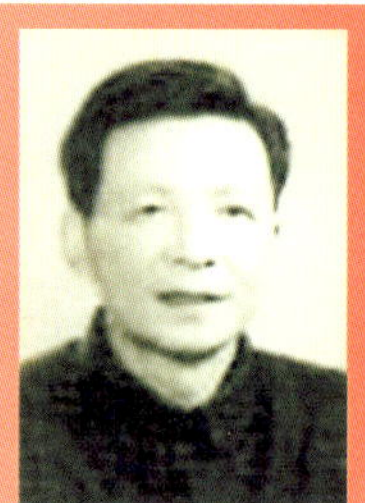
摄于1979年

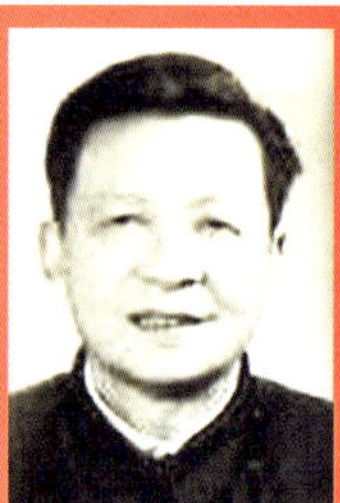
摄于1980年

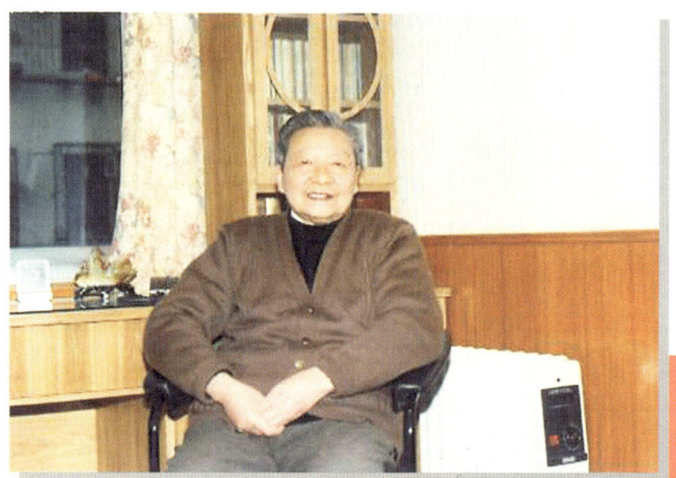
摄于1998年

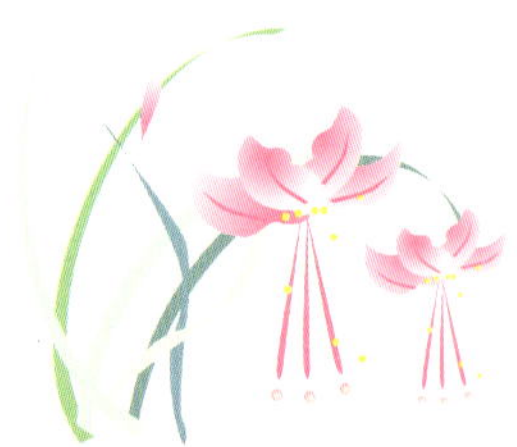

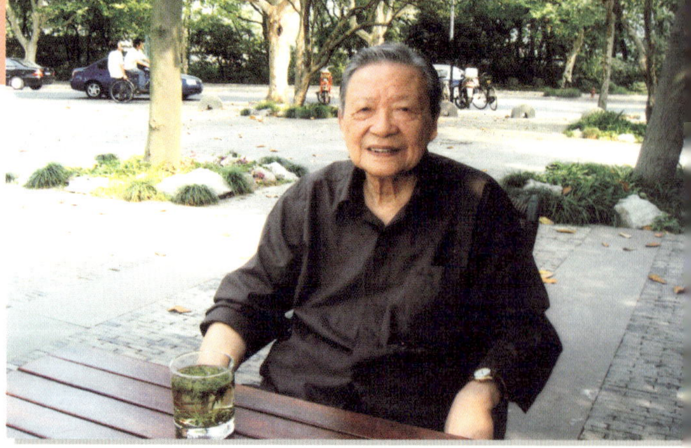
摄于2007年

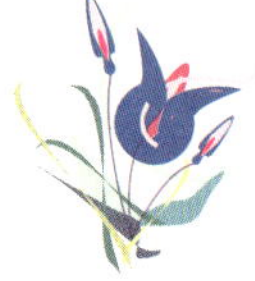

悬壶济世

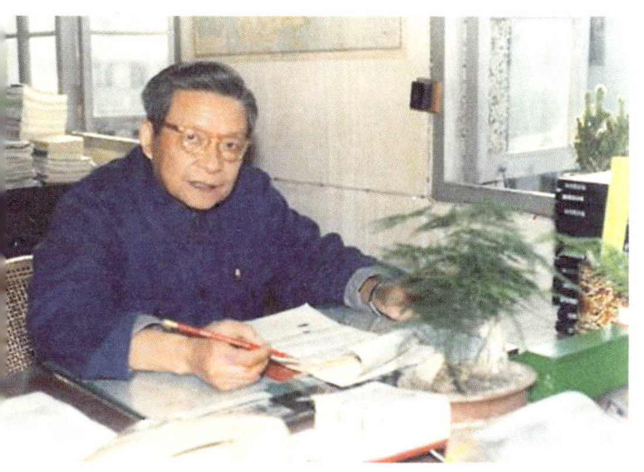

主编学报

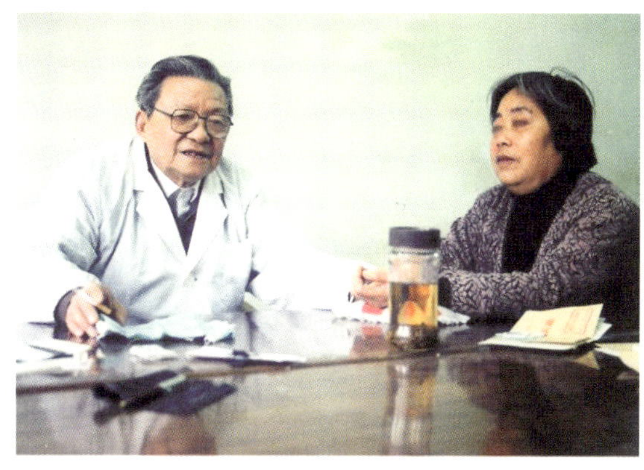

悉心诊疗

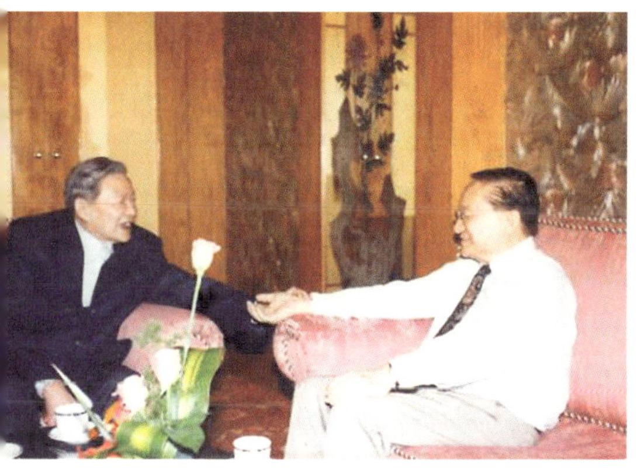

老友相逢（为金庸先生诊脉）

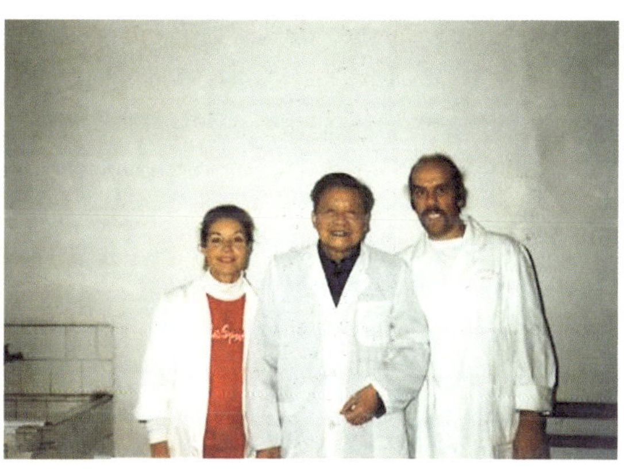

弘扬国粹（蒋老带教留学生）

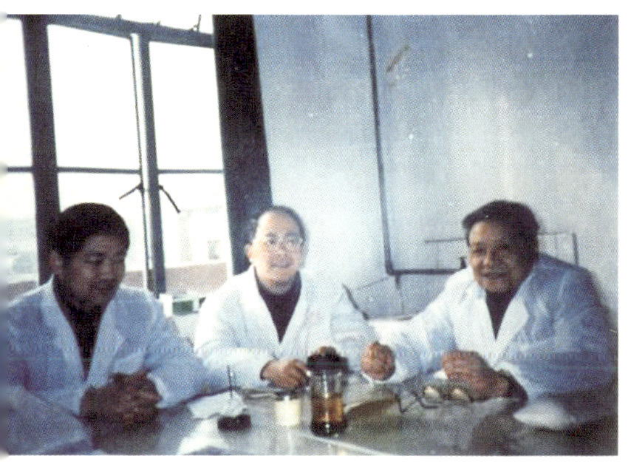

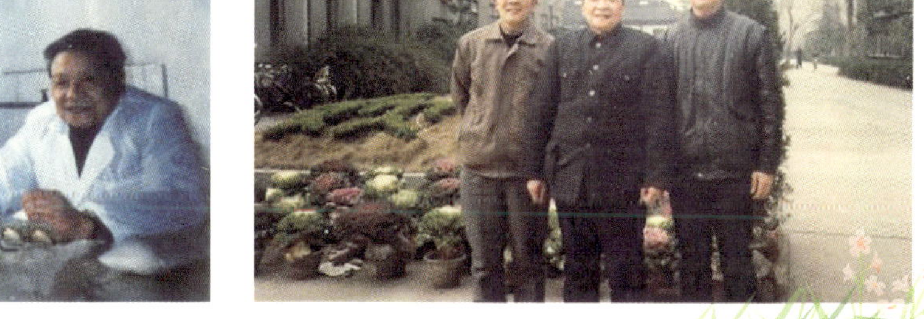

授业传薪（蒋老与学术继承人周亮、徐珊）

天伦之乐

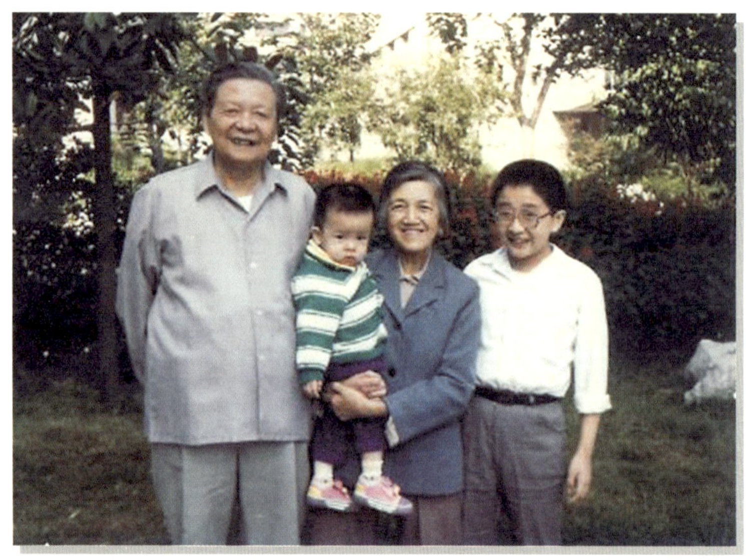

蒋老夫妇与孙子在一起

上海市重点图书
蒋文照名老中医药专家传承工作室项目

蒋文照医学丛书

蒋文照手稿真迹

徐 珊 徐燕立 裘秀月 编著

上海浦江教育出版社
（原上海中医药大学出版社）

内 容 提 要

本书以影印之形式，从习医抄本、自传简历、脉案处方、授课讲稿和指导评语等方面展示了蒋文照教授医学手稿真迹，重点选择了具有蒋文照医学特色的脾胃病证以及和法等方面的处方与讲稿。全书内容丰富，史料珍贵，适合于中医药人员和爱好者阅读参考和收藏。

图书在版编目(CIP)数据

蒋文照手稿真迹/徐珊，徐燕立，裘秀月编著．—上海：上海浦江教育出版社有限公司，2013.3

ISBN 978-7-81121-268-6

Ⅰ.①蒋… Ⅱ.①徐… ②徐… ③裘… Ⅲ.①中医学-文集 Ⅳ.①R2-53

中国版本图书馆CIP数据核字(2013)第045904号

上海浦江教育出版社（原上海中医药大学出版社）出版

社址:上海海港大道1550号上海海事大学校内 邮政编码:201306

分社:上海蔡伦路1200号上海中医药大学校内 邮政编码:201203

电话:(021)38284912(发行)38284923(总编室)38284916(传真)

E-mail:cbs@shmtu.edu.cn URL:http://www.pujiangpress.cn

上海市第十印刷有限公司印装 上海浦江教育出版社发行

幅面尺寸: 169 mm×239 mm 印张: 9 插页: 4

2013年3月第1版 2013年第1次印刷

责任编辑: 黄 健 封面设计: 赵宏义

责任校对: 郁 静 定价: 60.00元

《蒋文照医学丛书》编委会

序

名中医药专家是发展中医药事业十分宝贵的人才资源，具有鲜明的学术特点和重要的学术地位。浙江中医药大学蒋文照教授是全国首批名老中医药专家学术经验继承工作指导老师，他传承晚清名医陈莲舫的学术思想，崇尚“中和”理念，临证善用和法取效，在脾胃病方面形成了独特理论见解和临床诊疗方法。徐珊教授等人认真总结其师蒋文照教授的学术思想和临证经验，组织编写了《蒋文照医学丛书》，包括《蒋文照学术撷英》《蒋文照医案精选》《蒋文照医学传承》和《蒋文照手稿真迹》等4种。这是名老中医药专家学术经验传承工作的一项有益成果，必会为启迪后学、促进中医药传承与发展发挥积极作用。

随着党和国家更加重视中医药，广大人民群众更加信赖中医药，国际社会更加关注中医药，中医药事业迎来了良好的发展战略机遇期。衷心希望广大中医药工作者抓住机遇，以名老中医为榜样，坚持读经典，跟名师，多临床，启悟性，善思辨，弘扬大医精诚的医德医风，不断成长进步，为我国中医药事业发展作出新的更大的贡献。

王国强

卫生部副部长

国家中医药管理局局长

二〇一二年七月二十五日

患者心声

我在30多岁时直肠生了息肉，听说蒋医生暑假期间在其老家蒋村应诊，我就去蒋村看病。一到了他家，满屋子、满院子都是病人，大约有两三百人。天太热人又多，大家都拿号排队等着。蒋医生家还要供应茶水给我们，一天从早忙到晚，连吃饭的功夫都没有。蒋医生看病，从来不收我们一分钱。我看病的时候他问的很详细，关照我哪些东西不要吃。我的病治好了，每年暑假都还是要去蒋医生家复查，而且有好多人都要跟我一起去看病。今年我已77岁了，想起这些，我庆幸自己遇上了医术和医德都这么好的医生。

我有个同学在电厂工作，患了尿频症，几分钟就要小便一次。我陪他一起去杭州蒋医生家里看病，蒋医生态度和善，满脸笑容对待病人，去一趟病就看好了。

这次我生了好几年的病，可以说是死里逃生。我想吃中药，得知蒋医生去世了，真不知道怎么办才好。后来打听到蒋医生的学生叫徐珊，每逢星期二在浙江中医药大学中医门诊部看病。我得的是肝硬化，有腹水，非常严重，不像人样。我总共去了十多次，病情就有了好转，现在腹水都没有了，真是名师出高徒。

喜闻徐珊医生正在组织整理和总结蒋医生的治病经验，编写出版《蒋文照学术撷英》《蒋文照医案精选》《蒋文照医学传承》和《蒋文照手稿真迹》，希望蒋医生的临床经验得以传承下来，造福于病人。传承名医经验技术，培养更多像蒋医生一样的好医生，而且蒋医生也有了医学传人，我们感到非常欣慰。

黄伯年

二〇一二年七月十九日

于浙江省嘉善县天凝

医如其人，和为圣度

——代前言

2008年7月19日，我正用晚餐，突然接到恩师蒋文照教授家的电话，说蒋老身体不好，我稍作询问，就有一种不祥之感，马上要求呼叫"120"，并立即赶往医院。突如其来的讯息，使我感到心神不宁。蒋老患有多种慢性病，身体状况已大不如前。前一天上午蒋老专家门诊，求诊的病人很多，一直忙到中午一点过后才下的班。蒋老已八十多岁的高龄，又是酷暑炎热之季，由于已有多日没有拜见，得知蒋老能坚持这么长的时间工作，窃以为蒋老的身体还不错，而高龄体弱又加之过度透支所带来的身体突然变故，必然是元气大伤，精亏气耗神衰，怕是凶多吉少。我先期到达医院，待见到蒋老时，老人家已是面色苍白，冷汗淋漓，呼吸气微之阳气暴脱危象。虽经医院全力抢救，蒋老还是永远离开了尊敬他和深爱着他的病人、学生和同事。

蒋老1925年10月4日出生于浙江省嘉善县，1944年拜晚清御医陈莲舫再传弟子嘉兴名医徐松全为师。1952年参加嘉善县天凝区联合诊所工作并任负责人，为民解除疾苦，饮誉乡里。1956年保送浙江省中医进修学校（浙江中医药大学之前身）师资班学习，翌年以优异成绩留校任教。1959年又赴北京中医学院医经教研班深造。1982年由浙江省卫生厅命名为省级名老中医，1991年被批准为首批全国老中医药专家学术经验继承工作指导老师，1993年被国务院授予"具有突出贡献专家"证书，享受"政府特殊津贴"。师出名门的蒋老医教生涯60余载，医术精湛，医德高尚，成绩斐然，可谓是德才双馨，得到社会的尊重与敬仰，然而他待人处事一贯以和为贵，信守和谐，一生追求和为圣度，无怪乎同事称其为谦和的学者，学生尊其为随和的师长，患者奉其为和蔼的医生。

我有幸成为蒋老的研究生和学术经验继承人，每每聆听教诲，获益匪浅。《中庸》说："中也者，天下之大本也；和也者，天下之达道也。致中和，则天地位焉，万物育焉。"所谓"中"指的是平衡，是天下万事万物的根本，"和"指的是和谐，是天下共行的大道。蒋老常说，中和的道理推而广之，达到圆满境界，天地万物则能各安其所，各随其生。作为医者，更须顺应自然之理，保持人体自身及与自然、社会等的和谐。在蒋老的指导下，我先后完成了以《内经》"非常则变" 为命题的硕士学位论文和 "气郁浊阻病生，和理疏达法验——蒋文照教授学术经验和技术专长" 的全国老中医药专家学术经验继承工作结业论文，可以说是从专业的角度探索了 "和" 的涵义。

2011年7月25日，在蒋老逝世三周年的前夕，我带着学生等一行专程前往蒋老的家乡，探访先生足迹，缅怀老师业绩，了却了我多年的心愿。嘉善蒋村，水乡和美，惠风和畅，民风祥和，俗云 "一方水土养一方人"，信哉是言。村民对蒋老大慈恻隐之心，普救含灵之苦津津乐道。对于 "和" 有了更深更多的感悟。

蒋老临证，善用和法取效。和法治疗强调综合调治，疏通气机，在恢复机体生理平衡方面，有独到意义。因而不论是外感疾病，还是内伤杂证，其应用前景十分广泛。蒋老临证善用和法，粗略而计，和法方药十居七八。综观蒋老运用和法之方药，在组成结构上，具有重视和解药之运用、相反药物协调组合、巧用扶正补虚药物、配伍调气和血之品等4个特点。临床所见之疾病每多证候错综复杂，既非纯虚，又非纯实，既少纯寒，亦少纯热，常呈寒热错杂，虚实并见之状。和法疏通调和，使之归于平衡。

其实，"和" 的理念源远流长，寓意深刻，需要我们去领悟，需要我们去践行，使之得以传承。"和" 可以说是中华传统文化的精髓，无论是做人还是行医，都是我们追求的境界，并以此告慰蒋老的在天之灵。

幸逢国家中医药管理局立项建设 "蒋文照名老中医药专家传承工作室"，在浙江省中医药管理局和浙江中医药大学的关心和支持下，兹组织编写《蒋文照医学丛书》，共计《蒋文照学术撷英》《蒋文照医案精选》《蒋文照医学传承》和《蒋文照手稿真迹》等4册，上海浦江教育出版社将其列入重点出版项目，并被上海市新闻出版局批准为 "上海市重点图书"。能传承蒋文照教授的学术思想、临证经验和文化理念，也是我多年之夙愿。

徐　珊

二〇一二年十月十六日于杭州

编写说明

《蒋文照手稿真迹》为《蒋文照医学丛书》之第四册。本书以影印之形式，从习医抄本、自传简历、脉案处方、授课讲稿和指导评语等方面展示蒋文照教授医学手稿真迹，重点选择了具有蒋文照医学特色的脾胃病证以及和法等方面的处方与讲稿，内容相对独立。全书内容丰富，史料珍贵，适合于中医药人员和爱好者阅读参考和收藏。

在收集蒋文照教授的手稿真迹过程中，蒋文照教授的儿子蒋兴华和蒋小光先生提供了弥足珍贵的习医抄本和授课讲稿。浙江中医药大学附属第三医院（其前身为浙江中医学院附属门诊部）和第二门诊部（泰仁堂）在百忙之中整理出蒋文照教授的门诊处方。浙江中医药大学人事处、档案室、校史馆等部门为本书的编写给予了很多的帮助。在此一并表示感谢。

由于时间仓促，水平有限，不足之处在所难免，敬请读者批评指正。

《蒋文照手稿真迹》编写组

二〇一二年十月二十八日

目　录

习医抄本

蒋文照教授1944年2月25日由同村人翁善言介绍到晚清御医陈莲舫再传弟子嘉兴名医徐松全门下拜师学医，时年20岁。2011年夏，“蒋文照名老中医药专家传承工作室”组织学生一行专程前往蒋老的家乡嘉善蒋村探访，意外获得蒋老时在甲申肆月初浣的习医抄本第五卷，其时应为1944年4月下旬，蒋老入师门才两月，习抄之多，足见蒋老之勤奋好学。

习医临抄，“依样葫芦”是传统中医师承教育的重要方式之一。初习医者临抄医籍古本、本草验方、脉案医话等，不仅加深理解熟记其医理，而且汲取文风书法之文理，不失为今人学习之参考。由于年代较为久远，加之原保存条件有限，抄本中的部分文字模糊不全现象，未予处理，以保原貌。

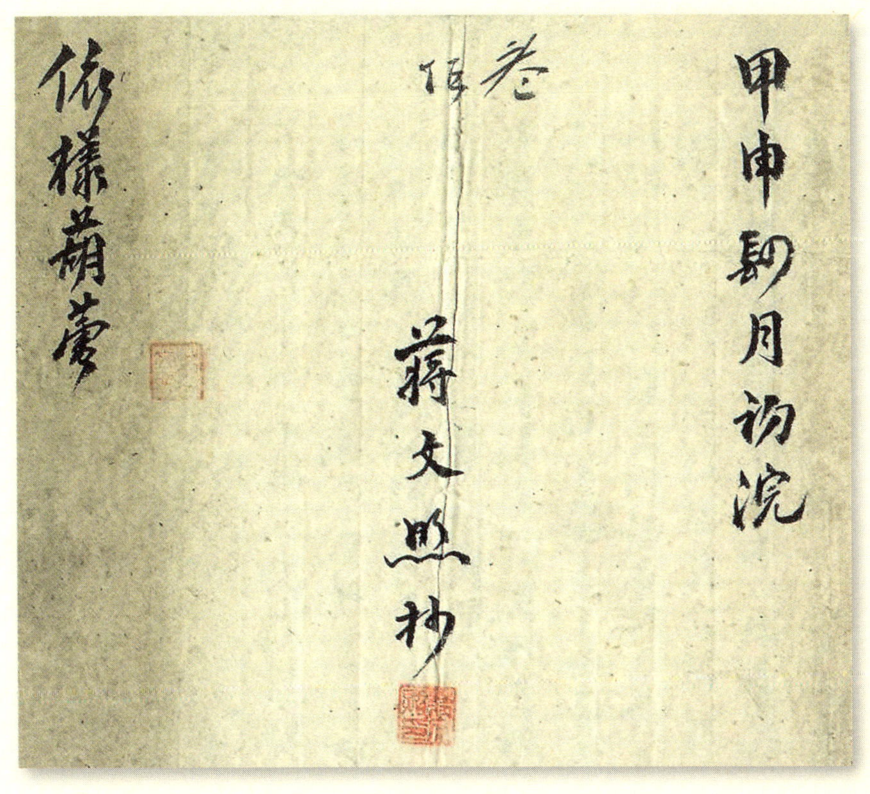

五先生

蓋物不得其平則鳴，於火不安其位斯病。少年偉質，縱未可概以陰虛論之，然陰虧多火之質，十可強半，自古皆然，於今尤甚。以故朱氏丹溪云內經壹水不勝五火之旨，文有陽常有餘陰常不足之暢論，且針暗度……足患未蘇。先生屢來問道於盲，愧我不學，何以言此。既承不棄，勉爾揮汗立方，已非一次，確知貴體真陰頗弱，氣火殊強，易詞言之，即下虛上實症也。當知氣火內熾，一鈎之金，首當吾衝，木抑金噯，便起嗆咳，遂而煉液，屢屢映紅，火因克氣之賊也。計其為於金水出之源，未有金病而水源能秩者，亦能無於虧而下不虛者不爾，何以諸陽盡向上射，半身以上時覺燥然而熱，按之……

手熱乃虛熱也，其身以下冷之凛然而寒熱，是可能勿飲必乾，腎兇封藏固有之司，循時啟遺，諸病見症，非一而不誤，兔色變棄矣。不後于人丁，錄強壯當年，朝氣正銳，道無妨乎大局，要知積羽折軸，蟻穴潰堤，不可不慎。攝宗王太僕壯水之主以制陽光，若為益虛之本，洗蕩不以安危，重作治病之標，首能澡心寡慾，遠勝金石草木，不知幾多也。先哲云天真發泰，一旨偉從命。內經云陰平陽秘，精氣乃治，實濟之識，不免貽笑方家。

大熟地三錢　淮山藥三錢　炒棗仁錢半　紫蛤殼六錢

大生地三錢　清炙桑皮　粉丹皮錢半　生石決明六錢

北沙參三錢　女貞子三錢　左牡蠣（生先煎）六錢　霜桑葉三錢

潞黨參三錢　川花粉三錢　懷牛膝三錢　墨旱蓮三錢

制首乌三钱 川断肉三钱 光杏仁三钱 川郁金三钱
云茯苓四钱 穞豆衣三钱 京川贝（去心）二钱 白莲肉四钱
陈驴皮胶二两 龟版胶二两 白冰糖四两 收膏

冯奶奶

肝之为脏愈刚愈骄，肝之为体愈柔愈顺者，虽同列五脏之一者，秉性有所各殊，故其骄用适成一反比例也。今之病于肝脏者，皆是而尤以异性为甚。者何以故耶？良以肝乃风木之脏，多气之经，内经有将军之衔，欲其不刚而柔，不暴而良，全恃营血以润养之，遂其条达之要。知妇科有冲脉之不行者，月不期无形不应，继与禀式天之厚，然终嫌其不敷支配，各经灌溉五脏。是以先哲有女子体质往往不足乎血者之文，询非无因也。要之一源变动由来，而皆终以肝为基，重凌于中后所胜，即谓肝胃气也。肝主行厥木，木乃火之原，料无时不可发木火刑金，衔者不胜即波乾咳，喻之腰痠带下，月事参差者，病虽别于奇经之内，然追本穷源，究不出肝家范围。乾书不云乎：女子以肝为先天，奇经乃生领袖。溯源流先达其源，治病必求其本，养营调肝以柔制刚，为治虚之本，法金平木，兼从八脉，乃治病之本。

大生地四钱 桑螵蛸（盐水炒）三钱 冬桑叶二钱 牡丹皮钱半
炒归身（酒炒）三钱 潼白蒺藜各三钱 川制香附三钱 生炒山栀四钱
大白芍二钱 潞党参（米炒）四钱 合欢花二钱 京川贝（去心）钱半
厚杜仲（盐水炒）三钱 制冬术二钱 金铃子肉二钱 川杏仁三钱
川断肉三钱 白茯苓三钱 石决明（生半煨）四钱 煅蛤壳四钱
制首乌四钱 炒山药三钱 焙滁菊三钱 白莲肉五钱
上清阿胶四两 鸡血藤胶二两 白冰糖四两 收膏

马少奶奶

肝氣以曠達為順胃氣以通降為宜那末不達不通就要發生各種肝厥胃逆腹脹腹痛等等的現象哩古人的逍遥散兒但能够長于調肝並且具有和胃運脾的可能就以後人樂用不疲津津有味我們把牠加減變通不為依樣葫蘆刻舟求劍用其意而不用其方因為古今的氣候大不相同的腰痠肢楚眩暈心悸月事不調任帶不綿綿諸如上述倘使血虛不弱肝腎封閉決不致發生這種變態要知血氣一體氣也要同時並顧氣血原是一家未有氣虛而血不虛者未有血弱而氣不弱亦不無無術的我擬仿緩解的法程作養營的原料不補氣而氣亦在其中矣阿膠色黑屬腎本草謂為滋陰養血唯一的上品大有孔性不可不概可是牠陰柔滋膩未免有妨胃口雖

有加些出去的一類摩擦牠的粘膩性也是保陰胃口得安則昌之義

潞党参 四錢　大熟地 四錢（砂仁末拌）　制香附 三錢　東白芍 三錢

炙綿芪 三錢　根生地 四錢　金鈴子肉 三錢　厚杜仲 三錢

全當歸 三錢　遠志肉 一錢　銀柴胡 一錢　川斷肉 三錢

國老草 五分　桑海螵蛸 三錢　綠萼梅 八分　左牡蠣 四錢

茯苓 各三錢　潼白蒺藜 各三錢　宋半夏 二錢　白蓮肉 三錢

川萆薢 三錢　佛手花 一錢　白滁菊 二錢　冬桑葉 三錢

用上清阿膠 四兩　白冰糖 八兩　收膏

張先生 丸方

屢來問道於盲方知綱中底蘊實係抱恙不適五內拂逆以致夭夭不能安泰百倍艱難從命要知肝病必傷肝累必傷脾肉傷以致屢可老肝既不能調達脾必失其健運在升在降有逆無順以致脘部窒塞呼吸似阻頗

素體補救適當不偏不倚者乃爲上乘陰陽各
得其平之氣不使迷進偏經有所謂陰平陽秘精
神乃治今救補劑不越此意
西黨參(米炒)四兩 元武版(炙)四兩 肥玉竹 三兩 福澤瀉 三兩
炙綿芪 三兩 甘杞子(鹽水炒)三兩 大白芍 三兩 白苡仁 二兩
原生地(砂仁拌)四兩 金鈴子 三兩 炒萸肉 一兩半 炙甘草 八錢
江西朮(土炒)三兩 潼沙利 三兩 茯苓神 三兩 粉橘白 一兩
生淮藥 二兩 巴戟肉 二兩 炒黑豆 三兩 宋半夏 一兩
加蘇芡實 二兩 湖蓮肉 二兩
同上法阿膠 二兩 冰糖 八兩 龜版膠 二兩 收膏

潘先生 年五十一歲 南門 十一月十二
黎明洩瀉脾腎兩虧時或咳嗽舌滑脈細
治先清理
蒸冬朮 二錢 焦六曲 三錢 生扁豆衣 四錢 桑寄生 三錢
炒白芍 二錢 補骨脂 二錢 菟絲子 二錢 宣木瓜 二錢
帶皮苓 四錢 廣藿香 一錢半 白蔻仁 三分
陽虛濕勝之候濕不自生脾失運化而後生
脾不自運氣機鬱遏而後運鈍者致病者濕
也生濕者脾也脾之不運而生濕者氣也治擬

補命門之火以助脾陽運化之機但調補之方
當顧及肝腎須擇不滯者投之方爲妥善
炙綿芪 三兩 甘杞子 二兩 菟絲餅 二兩 炙甘草 八錢
江西朮 二兩 桑寄生 二兩 宋半夏 二兩 生扁豆衣 三兩
潞黨參 三兩 廣藿香 一兩半 廣橘皮 一兩 炮姜炭 八錢
白茯苓 三兩 巴戟肉 一兩 五加皮 一兩 製香附 二兩
淮山藥 三兩 山萸肉 一兩 白蔻仁 二兩 煨益智 一兩
淡蓯蓉 二兩 潼沙利 三兩 元武版(炙)三兩 製黃精 二兩
另加炒烏紅棗 廿枚 紫皮胡桃 十个敲碎
同鹿角膠 二兩 陳阿膠 二兩 冰糖 二兩 收膏

張右 年二十一歲 梁墻灣 十一月十一
素病之後本虛未復時生潮熱腰痠多帶
月事不行已歷壹載治以清養
細川石斛 四錢 桑寄生 三錢 川斷肉 三錢 白歸身 二錢
粉橘白 一錢 炙狗脊 三錢 巴戟肉 三錢 炒白芍 二錢
帶皮苓 三錢 厚杜仲 三錢 烏賊骨 三錢
營中本有虛熱奇經素未調適半時生潮
腰痠頻爲疼楚白帶綿綿經汛中止陰分大虧
捨補奚就

保

素病後寒熱未復时生潮热腹疼多带
月事不行已歷壹載治以清養
細川石斛 桑寄生 川断肉 白歸身
粉橘白 炙狗脊 巴戟肉 炒白芍
带皮苓 厚杜仲 烏賊骨

營中素有虚热奇經素来調攝失时生潮热
腰脊頻為疼楚白带綿綿經汛中止陰分大虚
擬補奚就
大熟地 白歸身 功勞葉 製香附
細生地 炒白芍 綿杜仲 覔蔚子
潞党参 鸡血藤 狗脊 粉丹皮
炙綿芪 製首烏 製黄精 桑寄生
炙冬术 烏賊骨 炒川芎 川断肉
加粉甘草 杞眼肉 胡桃肉
用上清阿膠 白冰糖 收膏
辛未冬日擬

湿補中州以助生化之力滋益下焦以益真水之源
潞党参 黄䓪餅 杞甘菊 元武版
原生地 潼蒺藜 冬桑葉 炒玉竹

炙綿芪 製半夏 炙款冬 福澤瀉
野於术 廣橘皮 川貝金 益智仁
杞木茯神 白杏仁 甘杞子 遠志肉
淮山药 白前仁 金铃子 炙甘草
用陳阿膠 白冰糖 收膏

孝蘭先生
陰分素虧湿邪蘊结未經澈底治先清理
候邪去後再當進補
廣橘皮 北秫米 石决明 白滁菊
製半夏 炒苡仁 白蒺藜 辰灯心
带皮苓 桑寄生 冬桑葉

脉弦而滑舌質糙膩陰分之虚由来已久湿熱
留而化熱朝濁陰之氣不去真陰之精不復腑
累及于臟以病宜治腑病宜通用药須肝
投補更難虛以補而不滯救真陰之不足药
不可恭清氣分留湿
原生地 淮山药 江西术 白杏仁
淡蓯蓉 烏元参 山萸肉 福澤瀉
潞党参 潼沙苑 炙甘草 川貝金

脉无神韵舌质糙腻阴分之虚由来已久
苗而纯壶朝渴阴之气不去真阴之精不复脏病
累及于腑以病宜治腑病宜通用药舒肘
投补更难爰以补而不滞救真阴之不足药而
不可恭清气分苗湿
原生地　淮山药　江西术　白蔻仁
淡苁蓉　乌元参　山萸肉　福泽泻
潞党参　潼又利　炙甘草　川贵金
炙绵芪　菟丝饼　大麦冬　六神曲
白茯苓　川斛肉　宋半夏　狗脊
元武版　巴戟肉　广橘红　黑豆衣
加糖橘饼　湘莲肉
用上清阿胶　白冰糖　收膏
年四十左右　太平桥　十二月十二日
积湿生痰因痰咳嗽舌苔薄白脉未需小
治以清理
粉橘络　白茯苓　冬瓜子　丝瓜络
光杏仁　炒苡仁　竹沥夏
象贝母　旋覆梗　北秫米

积劳积湿伤气伤营脾与胃升降失司肠与
传道失度阴阳偏胜循环遂乱左脉细软
脉沉弱症象复杂治法颇幻拟用扶清激浊
调升降即是补寓疏之意
潞党参　淮山药　大象贝　菟丝子
炙绵芪　大生地　冬瓜子　苍龙骨
炒白术　竹沥夏　川贵金　左牡蛎
生白芍　广橘皮　炒苏子　海螵蛸
朱茯神　川杏仁　潼又利　桑寄生
金铃子
用阿胶　龟版胶　冰糖　收膏
十二月十二日
筱翁
细绎病情详察六脉不独阴分有亏抑且气分
足真红下夺气大上凌心脏衰弱而为痿漾
惕固是意中之事阴不交阳而作痞痹汗出
未逆前虚汗为心液之则精也可时阳气
有时阴大多升推测病源大半属虚济益肾
在必须固补阳气亦不可须决缺之
吉林人参　蒸冬术　苍龙骨　白归身
生熟地黄　白茯苓　左牡蛎　炒白芍

細繹病情詳察六脈不独陰分有虧抑且氣分不足矣於下奪氣火上凌心臟衰弱而為驚漾悸惕固是意中之事陰不恋陽而作盗汗出部未逆前虛及汗為心液之則精也有时陽氣浮有时陰火多升推測病源大半屬虛済益腎在在必須固補陽氣亦不可須臾缺之

吉林人參（另煎）　蒸冬术 三錢　花龍骨（煅）三錢　白歸身 二錢

生熟地黄 各四錢　白茯苓 四錢　左牡蠣（煅）四錢　炒白芍 二錢

蜜炙黄芪 三錢　熟棗仁 三錢　旱蓮草 三錢　綿杜仲（鹽水炒）三錢

西潞党參（米炒）四錢　甜遠志 一錢　女貞子 三錢　懷山药（炒）三錢

炒香玉竹 三錢　元武版 四錢　柏子仁 三錢　粉橘白

潼州沙苑 三錢　五味子 一錢　炒丹皮 一錢　熟苡仁 三錢

甘菊杞子 三錢　穞豆衣 三錢　黑山梔　辰灯心 十束

加白蓮鬚 三錢　蘇黄　三錢

用鹿角膠 二錢　阿膠 二錢　冰糖 四錢　收膏

十月十二日

陰陽相輔氣血相佐陰虛則陽無以附陽虛則血無以生陰陽並虧氣血俱虛肝陰不足肝陽时升左脉细弦而软右脉小滑而数细為陰虛數為陽亢錄方壯水之主以制陽光益氣之虛以杭

細生地 四錢　炒白芍 一錢　白滁菊 二錢　穞女貞 二錢

西潞党參 四錢　雞血藤 四錢　冬桑葉 一錢　抱茯神 四錢

炙綿芪 三錢　穞首烏 三錢　夏枯花 一錢　茺蔚子 三錢

奎白芍 四錢　白蒺利 三錢　以絲肉 二錢　炙文葉

上於术 二錢　生石决 四錢　甘杞子 二錢　廣鬱金

白歸身 二錢　明天麻 一錢　炒棗仁 二錢　粉橘白 一錢

加龍眼肉 四錢　胡桃肉 四錢

用雞血藤膏 二錢　上清阿膠 四錢　冰糖 四錢　收膏

趙太太

趙源祥　十月十二日

年屆八十氣血兩衰見症叢雜多是虛象入手絡筋脉痠痛风乘于巔或有头痛補陰陽以作益寿之計

大熟地 四錢　大白芍 三錢　潼沙苑 二錢　杭甘菊 二錢

大生地 四錢　蒸冬术 二錢　炒白芍 一錢　綿杜仲（鹽水）二錢

穞黄精 三錢　白蒺利 三錢　巴戟肉 二錢　狗脊

西潞党參 四錢　雞血藤 三錢　以絲肉 二錢　粉甘草

炙綿芪 三錢　穞首烏 三錢　甘杞子 二錢　橘白 一錢

加炒潼沙苑 二錢　糖橘餅 三錢　龍眼肉 四錢

自传简历

蒋老医教生涯60余载，医术精湛，医德高尚，师出名门，成绩斐然，但他一生谦和，处事低调，从档案收集的几份自传和简历，可见一斑。同事称其为谦和的学者，学生尊为随和的师长，患者奉为和蔼的医生。

我於1932年9月份上学於蒋村小学，開始讀書。於1936年畢业，同年9月考入加善城内珍珠桥小学高小部，在1939年2月份畢业。（当时因日本侵略我国时停学半年）。這半年在家不讀書。在1939年鄉中成立了抗敌后援会，创办了初中，那时校址設在西塘镇，我同年9月考入該校，讀了半年書。日本兵进駐西塘镇，該校即迁至天凝镇，（以上二镇均加善縣属）我跟着在天凝镇继续求学一年半後，时值1941年7月间，日本兵清鄉更加猖獗，初中因無法上課而停办，（我姆亦是其中教员之一），我父親亦於該年病故，我就此停学在家二年半。在此时期祖母不放心我跑出去求学。故只好在家由大哥与我教些古文典文字。后同村翁善言回家，談起徐松全医业时多好，说我们静学医倒很合适。那时我很高兴，认为在家呆下去亦不是办法。（约3月时间，回音答应了），故我於1944年2月24日由翁善言介绍去枫南徐松全診所学医。当时翁善言在枫南陈姓米行内任经理，现该人在杭州县中粮公司。我在枫南不到一年（约9月）業師因病回自己家内应診，枫南診所停歇，故我亦随業師到馬厍匯（加兴縣），這里学業完畢前后計五年，在1949年1月份回家结婚開业。（我的愛人徐舜明是业師徐松全侄女，介绍人亦是他）。診所設在家内。

蒋文照，1925年生，浙江省嘉善人。1983年由浙江省卫生厅命名为省级名老中医。1986年晋升为主任医师、教授。医教工作40余年。1991年被评为国家级名老中医，开展继承带徒工作，培养高级中医人才。

50至60年代，主要负责中医函授教学工作，编写了《中国医学史》讲义和自学指导；《内经》讲义和自学指导；《中医诊断学》讲义和自学指导；《金匮要略》讲义和自学指导；《内科学》讲义和自学指导；《妇科学》讲义和自学指导；《儿科学》讲义和自学指导，七种教材合十四本，该教材在全国十七个省交流，其中有几个省亦以该教材开展函授教学，在省内外具有较高声誉。並编写《（温病条辨）白话解》的部分内容。此外，发表论文十余篇。

20×20=400　　浙江中医学院　　第　　页

拥护中国共产党的领导，热爱社会主义祖国，努力学习马克思主义和党的路线、方针、政策，热爱本职工作，遵守宪法，能为人师表，认真做好行政教务职务，积极担任工作和完成任务。

任职以来，在中医系和函授部工作时，担任中共支部副书记职务，认真学习和执行党中央、上级以及组织和本支部的决议，发挥党员的先进作用，团结和组织党内外的干部和群众，努力完成本单位所担负的任务。近几年来在行政和教学上先后担任中医系副主任、函授部副主任、中基教研室主任、各家学说教研室主任、文献研究室主任、现任学报编辑部主任之职。能根据本院教学和工作的要求，完成所担负的各项任务。

在教学方面，以《中医学基础》、《内经》、《各家学说》三门课为主。中医基础和内经同属基础理论课程，两者在内容上有着极为密切的关系，所以在授课上有其相互充实和发挥的优点。各家学说课是中医理论不断发展和不断补充的反映，综合各家之长，从而更好地指导临床实践，这是个人对这三门课的授课过程中的自我认识。还有主治医师班授课并编写中内科胃脘痛教材，以及编写本科班五运六气专题讲稿和授课。

自我院招收研究生工作开展以来，从开始迄今参加研究生指导小组，共培养过二名硕士研究生，其中一名留校工作，一名（因指导老师病故，由我负责）毕业后又考入南京中医学院温病学博士研究生，在此期间曾担任中医学基础及内经课的部分内容，并负责辅导课，认真审阅其备课，充实内容，结合临床加以发挥，并参加本院各届硕士研究生毕业论文的答辩工作。

在临床上是以中医内科为主，兼及妇儿科，自1948年迄今。但由于兼职较多，近年未参加门诊部工作，但求诊和会诊工作从未间断。因此，在临床上稍有心得，本人亦为我省名老中医之一。

在担任文献研究室主任时，曾接受卫生厅关于对中医急诊工作的文献整理，整理了"热"与"痛"两方面的文献内容，负责组织、规划、进度和具体内容等工作（此项工作已移交他人办理）。

总的在此期间，能按工作要求，以及所承担任务，能努力加以完成。

学习简历

年月日至年月日	何学校何专业	毕、结、肄业	证明人
1932.9～1936.7	蒋村小学读书	毕业	
1936.9～1939.2	嘉善县珍珠桥完小	毕业	
1939.9～1940.2	嘉善中学（西塘镇）	肄业	
1940.8～1942.1	嘉善中学（天凝镇）	毕业	
1942.2～1944.1	在家学习古文	私人讲学	
1944.2～1949.1	嘉兴县徐松全诊所学习中医	毕业	

·7·

参加革命工作前后履历

年月日至年月日	在何地区何部门	任何职	证明人
1949.1—1952.3	嘉善县蒋村私人开业(中医)	中医师	
1952.4—1956.2	嘉善县天凝区联合诊所第一分所	负责人	
1956.3—1957.2	浙江中医进修学校进修	学员	
1957.6.迄今	浙江中医学院教师	教师	
1959.3—1959.9.	北京中医学院医经师资班	学员	
1959.10—1966.6.	浙江中医学院函授部	负责人	
1973.3—1978.9.	浙江中医学院基础教研室	负责人	
1978.10—1980.5.	浙江中医学院中医基础教研室	主任	
1978.10—1985.3.	浙江中医学院学术委员会	副主任	
1979.7—1984.5	浙江中医学院中医系	副主任	
1980.12—1984.5.	浙江中医学院中医系支部	副书记	
1984.6—1986.3	浙江中医学院函授部	副主任	
1984.6—1986.3	图书馆、函授部支部	副书记	
1984.11—1986.3	浙江中医学院文献研究室	主任	
1986.3.迄今	浙江中医学院学报编辑部	主任	

· 3 ·

本人经历（包括学历）

自何年何月	至何年何月	在何地、何部门、任何职	证明人
1932年9月	1936年7月	蒋村小学。学生	
1936年9月	1939年2月	加善珍珠桥小学。学生	
1939年9月	1940年2月	加善中学。学生（地址西塘）	
1940年8月	1942年1月	加善中学。学生（地址天凝）	
1942年2月	1944年1月	日本人清乡停学（在家自习古文）	
1944年2月	1949年1月	加兴县徐松全诊所。学习中医（学徒）	
1949年2月	1952年3月	在家私人开业（蒋村），中医师。	
1952年4月	1956年2月	天真区联合诊所第一分诊所。负责人	
1956年3月	1957年2月	浙江中医进修学校第四期师资班进修、学员	
1957年6月	1959年5月	浙江中医进修学校函授部教员	
1959年6月	1959年9月	北京中医学院医经师资班学员。函授部负责人	
	1973年4月	与医大分开，担任中基教研室负责人	
	1978年10月	中医学基础教研室主任	
		浙江中医学院学术委员会付主任	
	1979年7月迄今	～ 中医系付主任	

—3—

脉案处方

现今医院大多采用电子处方，即使手工处方也多为学生抄写，名老中医的处方真迹或将成为稀缺之品。这里收集的大多是1991~1994年全国首批老中医药专家学术经验继承工作期间蒋老的脉案处方，少部分是已配方的处方，从中可以体会和感受到蒋老理法方药的辨治思维，以及遣方用药的平和价廉之特点。

蒋老临证，善用和法取效。和法治疗强调综合调治，疏通气机，在恢复机体生理平衡方面，有独到意义，因而不论是外感疾病，还是内伤杂证，应用前景十分广泛。蒋老临证善用和法，粗略而计，和法方药十居七八，且有调和、和理、疏和、和养等之用。综观蒋老运用和法之方药，在组成结构上，具有重视和解药之运用、相反药物协调组合、巧用扶正补虚药物、配伍调气和血之品等4个特点。

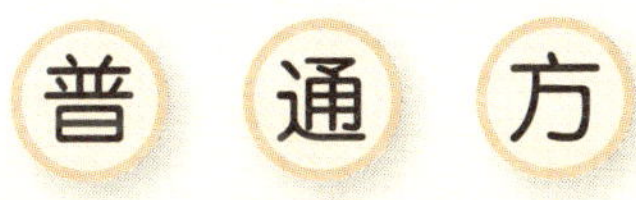

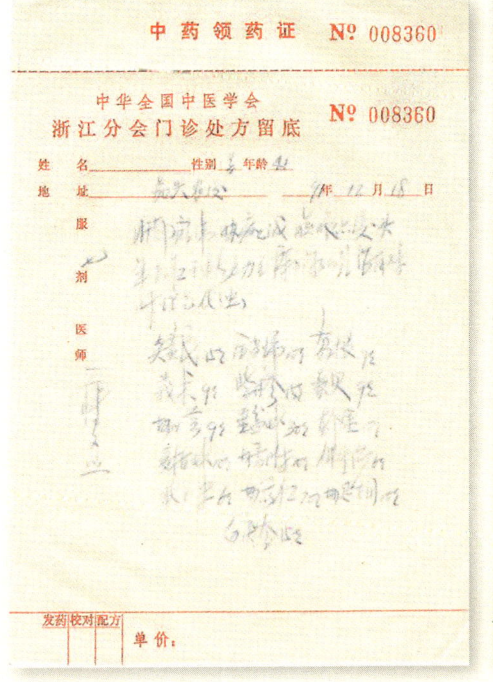

中药领药证 №008360

中华全国中医学会
浙江分会门诊处方留底 №008360

姓名　　性别　年龄
地址　　年 12 月 18 日
服
剂
医
师

发药 校对 配方
单价：

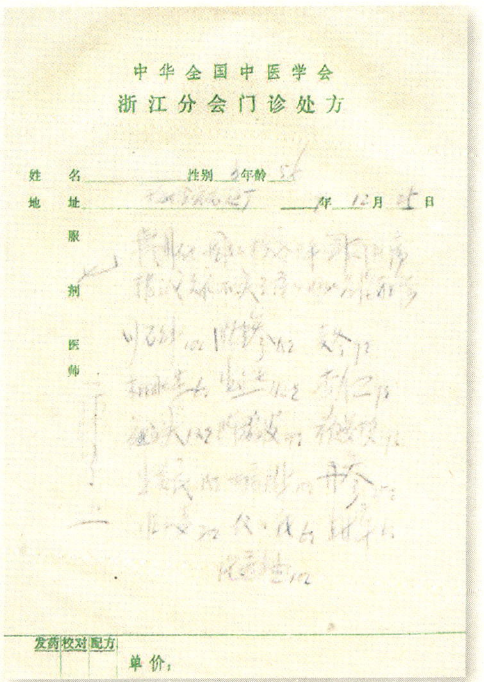

中华全国中医学会
浙江分会门诊处方

姓名　　性别　年龄
地址　　年 12 月　日
服
剂
医
师

发药 校对 配方
单价：

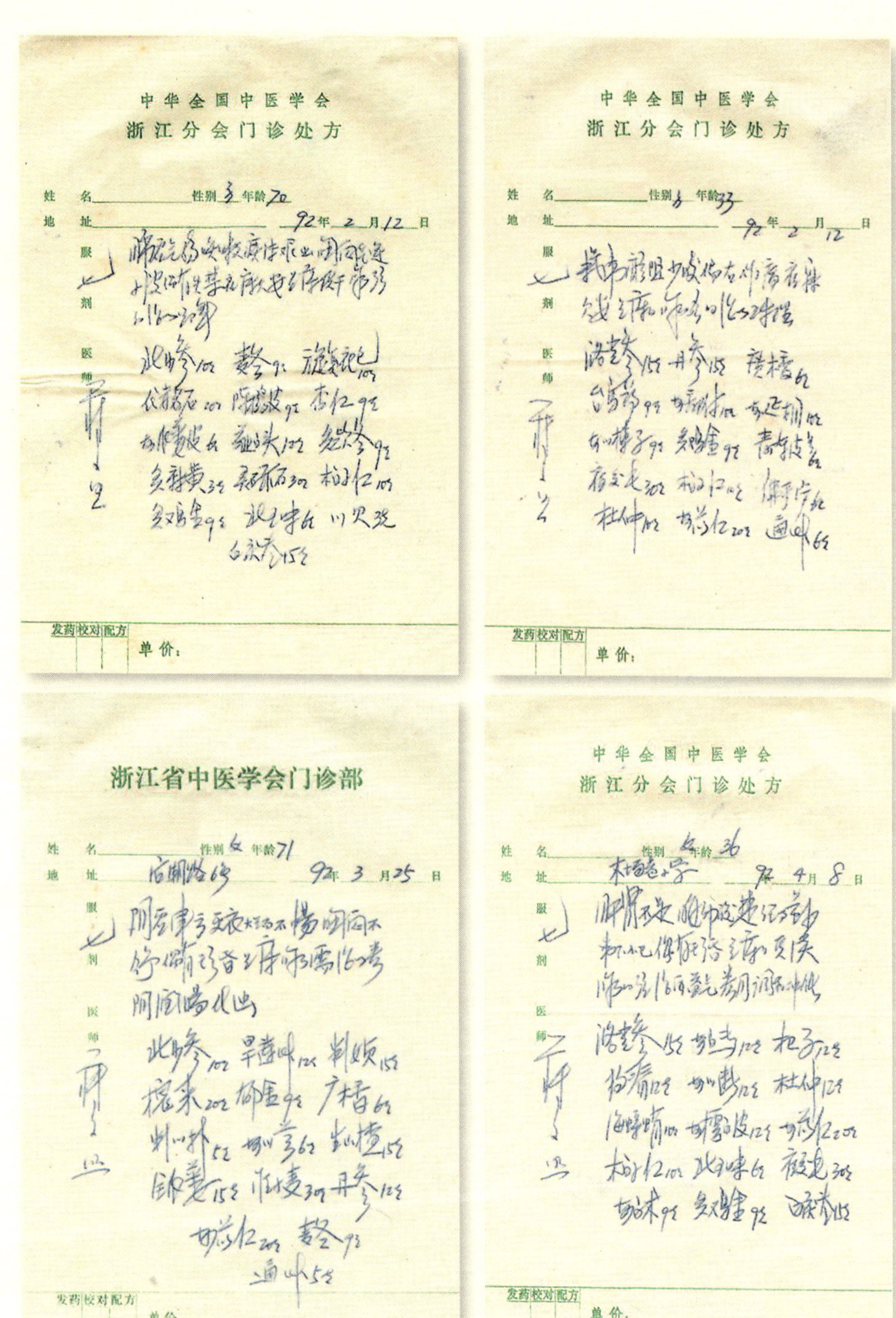

中华全国中医学会
浙江分会门诊处方

姓名　性别 女 年龄 70
地址　92年 2月12日
服七剂
医师
发药 校对 配方
单价：

中华全国中医学会
浙江分会门诊处方

姓名　性别 女 年龄 33
地址　92年 2月12日
服七剂
医师
发药 校对 配方
单价：

浙江省中医学会门诊部

姓名　性别 女 年龄 71
地址　92年 3月25日
服七剂
医师
发药 校对 配方
单价：

中华全国中医学会
浙江分会门诊处方

姓名　性别 女 年龄 36
地址　92年 4月8日
服七剂
医师
发药 校对 配方
单价：

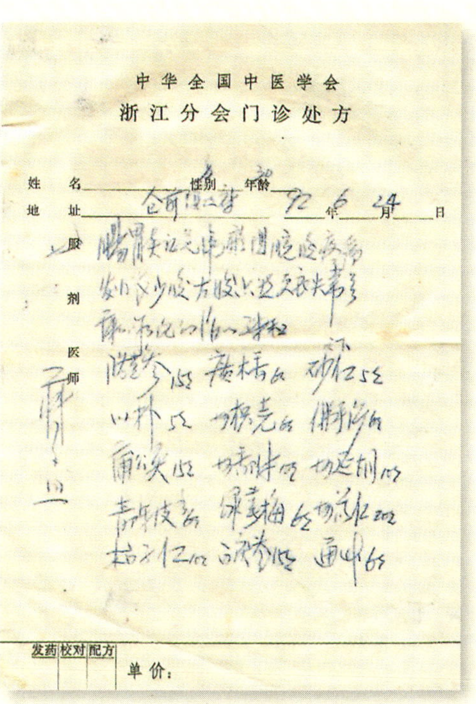
中华全国中医学会
浙江分会门诊处方

姓名　　性别　　年龄
地址　　92年6月24日

服
剂

医
师

发药 校对 配方　单价：

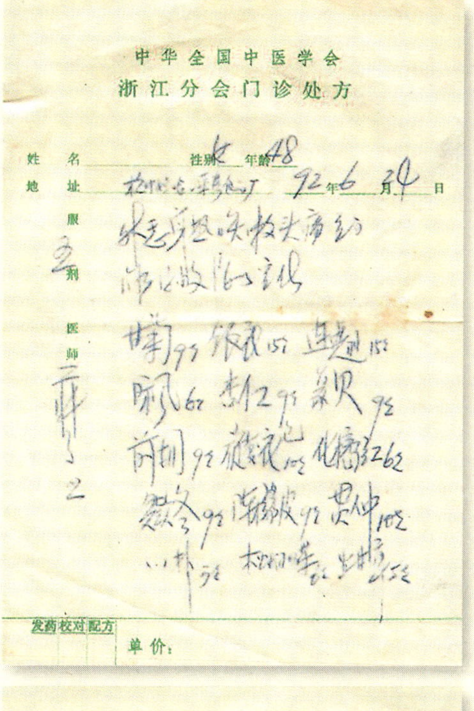
中华全国中医学会
浙江分会门诊处方

姓名　　性别 女 年龄 48
地址　　92年6月24日

服
剂

医
师

发药 校对 配方　单价：

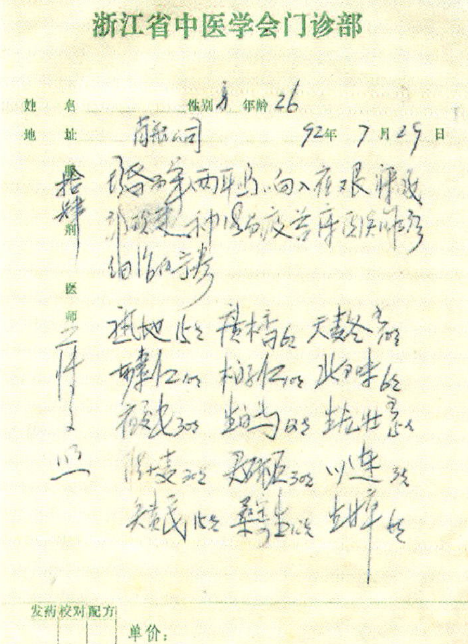
浙江省中医学会门诊部

姓名　　性别　　年龄 26
地址　　92年7月29日

服
剂

医
师

发药 校对 配方　单价：

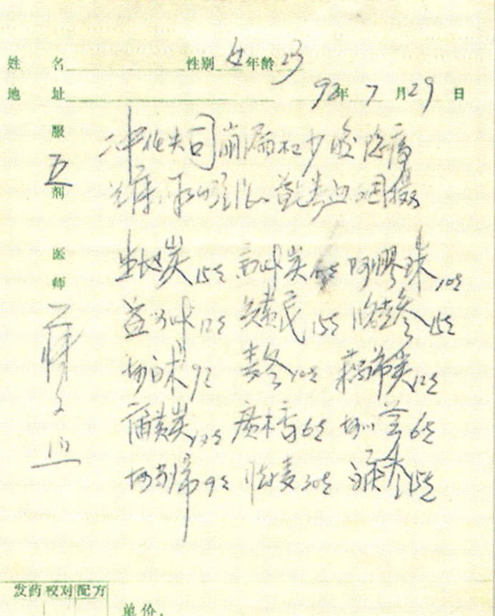
浙江省中医学会门诊部

姓名　　性别 女 年龄
地址　　92年7月29日

服
剂

医
师

发药 校对 配方　单价：

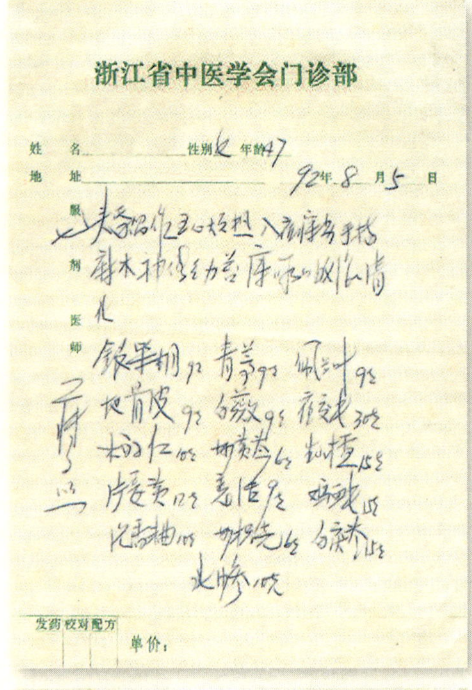

浙江省中医学会门诊部

姓名＿＿＿＿ 性别 女 年龄 47

地址＿＿＿＿ 92年 8 月 5 日

服 剂

医师

发药 校对 配方

单价：

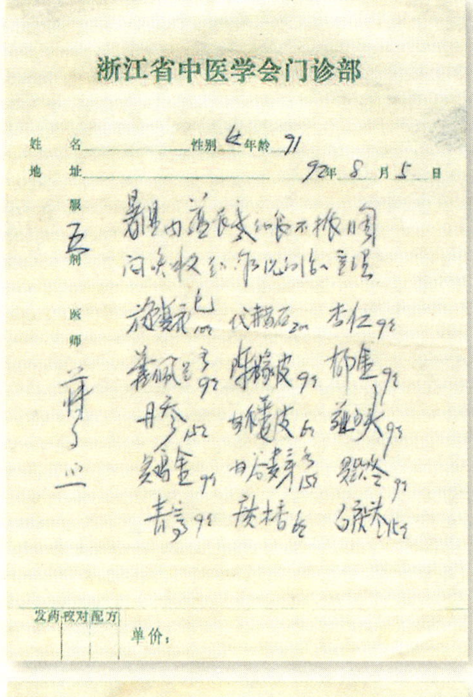

浙江省中医学会门诊部

姓名＿＿＿＿ 性别 女 年龄 91

地址＿＿＿＿ 92年 8 月 5 日

服 剂

医师

发药 校对 配方

单价：

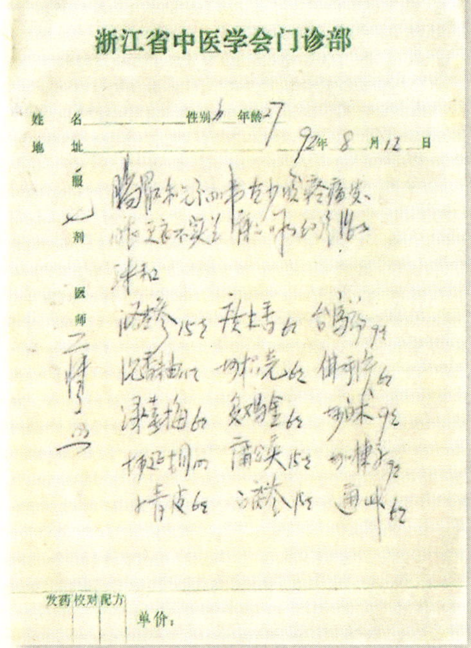

浙江省中医学会门诊部

姓名＿＿＿＿ 性别 男 年龄 7

地址＿＿＿＿ 92年 8 月 12 日

服 剂

医师

发药 校对 配方

单价：

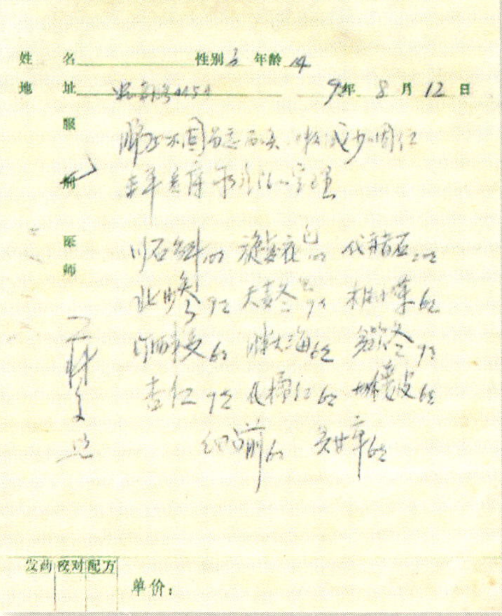

浙江省中医学会门诊部

姓名＿＿＿＿ 性别 男 年龄 14

地址＿＿＿＿ 92年 8 月 12 日

服 剂

医师

发药 校对 配方

单价：

浙江省中医学会门诊部

姓　名________性别 女 年龄 77
地　址________ 92年 8 月 12 日
服　剂
医　师

发药 | 校对 | 配方 | 单价：

浙江省中医学会门诊部

姓　名________性别 男 年龄 29
地　址________ 92年 8 月 19 日
服　剂
医　师

发药 | 校对 | 配方 | 单价：

浙江省中医学会门诊部

姓　名________性别 女 年龄
地　址________ 92年 8 月 19 日
服　剂
医　师

发药 | 校对 | 配方 | 单价：

浙江省中医学会门诊部

姓　名________性别 女 年龄 39
地　址________ 92年 8 月 19 日
服　剂
医　师

发药 | 校对 | 配方 | 单价：

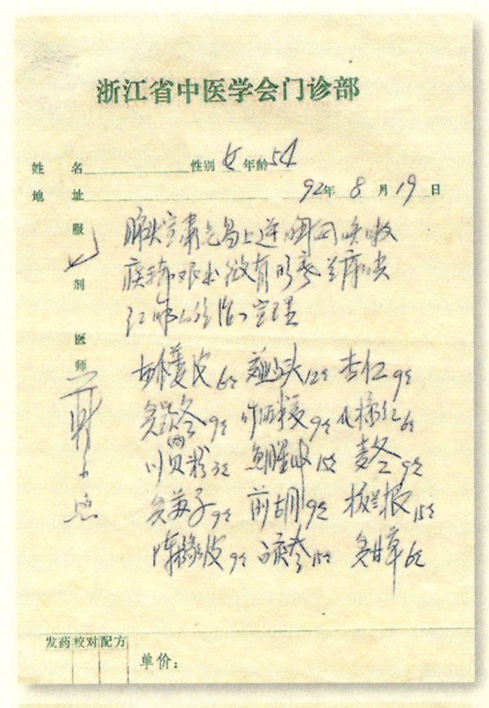

浙江省中医学会门诊部

姓名　　性别 女 年龄 54

地址　　92年 8 月 19 日

服　剂

医师

发药 校对 配方　单价：

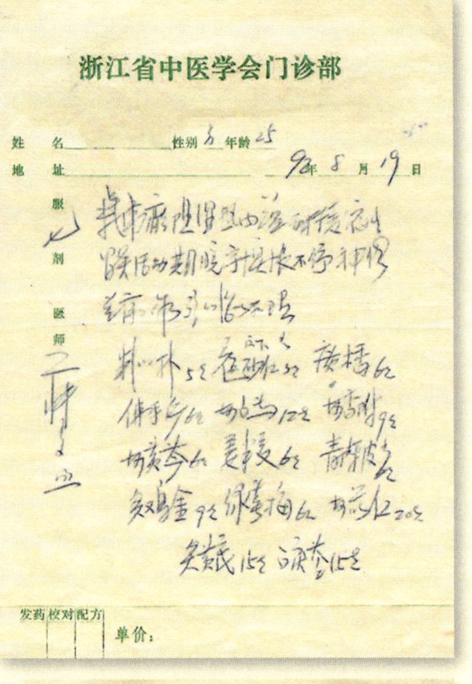

浙江省中医学会门诊部

姓名　　性别　 年龄 25

地址　　92年 8 月 19 日

服　剂

医师

发药 校对 配方　单价：

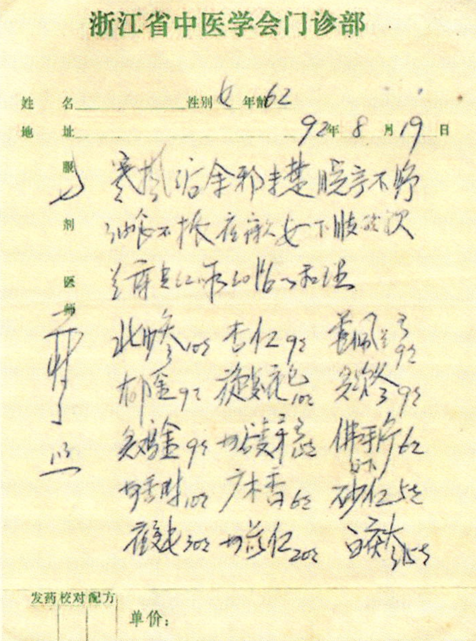

浙江省中医学会门诊部

姓名　　性别 女 年龄 62

地址　　92年 8 月 19 日

服　剂

医师

发药 校对 配方　单价：

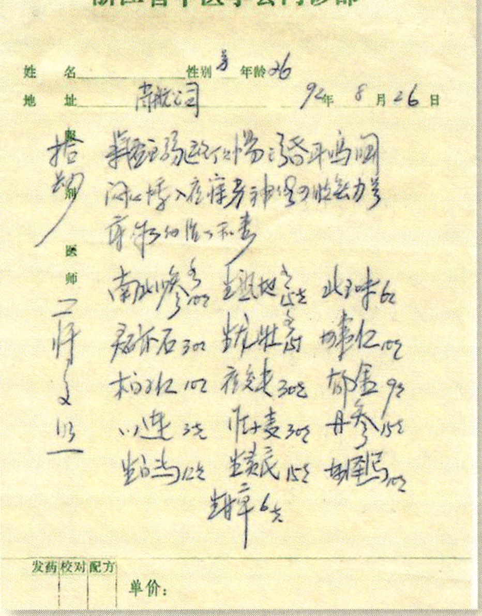

浙江省中医学会门诊部

姓名　　性别　 年龄 36

地址　　92年 8 月 26 日

服　剂

医师

发药 校对 配方　单价：

浙江省中医学会门诊部

姓名______性别______年龄 50

地址______ 92年 10月 28日

服 剂

医师

发药 校对 配方 单价：

初诊

浙江省中医学会门诊部

姓名______性别______年龄 50

地址______ 92年 11月 4日

服 剂

医师

发药 校对 配方 单价：

复诊

浙江省中医学会门诊部

姓名______性别______年龄 48

地址______ 92年 10月 28日

服 剂

医师

发药 校对 配方 单价：

初诊

浙江省中医学会门诊部

姓名______性别______年龄 48

地址 萧山 92年 11月 18日

服 剂

医师

发药 校对 配方 单价：

复诊

浙江省中医学会门诊部

姓　名＿＿＿＿ 性别 女 年龄 31

地　址 [illegible] 9年 5月10日

服　剂　医　师

[illegible]

发药 校对 配方　单价：

浙江省中医学会门诊部

姓　名＿＿＿＿ 性别 女 年龄 41

地　址 [illegible] 9年 5月17日

服　剂　医　师

[illegible]

发药 校对 配方　单价：

浙江省中医学会门诊部

姓　名＿＿＿＿ 性别 女 年龄 37

地　址 [illegible] 9年 5月17日

服　剂　医　师

[illegible]

发药 校对 配方　单价：

浙江省中医学会门诊部

姓　名＿＿＿＿ 性别 [illegible] 年龄 70

地　址 [illegible] 9年 5月24日

服　剂　医　师

[illegible]

发药 校对 配方　单价：

浙江省中医学会门诊部

姓　名＿＿＿＿＿＿性别 女 年龄 48

地　址＿＿＿＿＿＿　年 5 月 24 日

服　剂

医　师

发药	校对	配方

单价：

浙江省中医学会门诊部

姓　名＿＿＿＿＿＿性别 女 年龄 57

地　址＿＿＿＿＿＿　年 5 月 24 日

服　剂

医　师

发药	校对	配方

单价：

浙江省中医学会门诊部

姓　名＿＿＿＿＿＿性别 女 年龄 71

地　址＿＿＿＿＿＿　年 5 月 24 日

服　剂

医　师

发药	校对	配方

单价：

浙江省中医学会门诊部

姓　名＿＿＿＿＿＿性别 女 年龄 21

地　址＿＿＿＿＿＿ 93 年 5 月 24 日

服　剂

医　师

发药	校对	配方

单价：

浙江省中医学会门诊部

姓名______ 性别 女 年龄 51
地址______ 93年 6 月 21 日

服 七 剂

[illegible]

丹参15g 郁金9g 广木香6g
炒黄芩6g 蒲公英15g 川朴5g
炒白芍10g 炒柴胡10g 青陈皮各6g
佛手片6g [illegible] 绿萼梅6g
砂仁5g 炒苡仁20g 白茯苓15g

医师 蒋文照

发药 | 校对 | 配方 | 单价：

浙江省中医学会门诊部

姓名______ 性别 男 年龄 50
地址 [illegible] 93年 6 月 14 日

服 七 剂

[illegible]

[illegible] 郁金9g 炒枳壳6g
炒黄芩6g 蒲公英15g 炒白芍10g
炒柴胡10g [illegible] [illegible]
丹参15g 炒苡仁20g 炙鸡金9g
佛手片6g [illegible]15g 白茯苓15g

医师 蒋文照

发药 | 校对 | 配方 | 单价：

浙江省中医学会门诊部

姓名______ 性别 男 年龄 30
地址______ 93年 6 月 21 日

服 七 剂

[illegible]

[illegible]15g 广木香6g 郁金9g
砂仁5g [illegible] 炒枳壳6g
炒白芍10g [illegible] [illegible]
[illegible]6g 炙鸡金9g 佛手片6g
丹参15g 白茯苓15g
[illegible]9g

医师 蒋文照

发药 | 校对 | 配方 | 单价：

浙江省中医学会门诊部

姓名______ 性别 女 年龄 56
地址______ 93年 7 月 19 日

服 七 剂

[illegible]

[illegible]15g [illegible]9g [illegible]9g
[illegible] 川连5g 炒白芍10g
炒柴胡10g 炙鸡金9g 蒲公英15g
青陈皮各6g 炒枳壳6g [illegible]15g
丹参15g 佛手片6g 生甘草6g

医师 蒋文照

发药 | 校对 | 配方 | 单价：

浙江省中医学会门诊部

姓名＿＿＿＿ 性别 女 年龄 51

地址＿＿＿＿ 93年 7 月 19 日

服 七 剂

医师

发药	校对	配方	单价：

浙江省中医学会门诊部

姓名＿＿＿＿ 性别 女 年龄 17

地址＿＿＿＿ 93年 8 月 2 日

服 七 剂

医师

发药	校对	配方	单价：

浙江省中医学会门诊部

姓名＿＿＿＿ 性别 女 年龄 59

地址＿＿＿＿ 93年 8 月 2 日

服 七 剂

医师

发药	校对	配方	单价：

浙江省中医学会门诊部

姓名＿＿＿＿ 性别 男 年龄 55

地址＿＿＿＿ 93年 8 月 16 日

服 七 剂

医师

发药	校对	配方	单价：

中药领药证

凭证领药，不可遗失

№ 075641

浙江中医学院附属门诊部

中医处方留底 № 075641

姓名＿＿ 性别 女 年龄 49 2002年12月23日

单位（或住址）王江泾 诊号＿＿

服 拾 贴

医师 蒋文照

工号＿＿

（本联复诊备用）

计价	配方	校对	发药

中药领药证

凭证领药，不可遗失

№ 075645

浙江中医学院附属门诊部

中医处方留底 № 075645

姓名＿＿ 性别 男 年龄 33 2002年12月23日

单位（或住址）＿＿ 诊号＿＿

服 拾 贴

医师 蒋文照

工号＿＿

（本联复诊备用）

计价	配方	校对	发药

中药领药证

凭证领药，不可遗失

№ 009218

浙江中医学院附属门诊部

中医处方留底 № 009218

姓名＿＿ 性别 女 年龄 39 2003年1月5日

单位（或住址）＿＿ 诊号＿＿

服 15 贴

医师 蒋文照

工号＿＿

（本联复诊备用）

计价	配方	校对	发药

中药领药证

凭证领药，不可遗失

№ 009234

浙江中医学院附属门诊部

中医处方留底 № 009234

姓名＿＿ 性别 男 年龄 58 2003年1月12日

单位（或住址）＿＿ 诊号＿＿

服 拾 贴

医师 蒋文照

工号＿＿

（本联复诊备用）

计价	配方	校对	发药

中药领药证

凭证领药，不可遗失

№ 0004539

浙江中医学院附属门诊部

中医处方留底

№ 0004539

姓名 性别 年龄 42 2003年 3 月 3 日

单位（或住址） 诊号

服 拾 贴 医师 工号

计价 配方 校对 发药

（本联复诊备用）

浙江中医学院附属门诊部

中医处方

№ 0004564

№ 0004564

姓名 性别 年龄 42 2003年 3 月 14 日

单位（或住址） 诊号

服 拾 贴 医师 工号

计价 元 角 分 计价 配方 校对 发药

浙江中医学院附属门诊部

中医处方

№ 0004579

№ 0004579

姓名 性别 年龄 32 2003年 3 月 19 日

单位（或住址） 诊号

服 拾 贴 医师 工号

计价 元 角 分 计价 配方 校对 发药

浙江中医学院附属门诊部

中医处方

№ 0004578

№ 0004578

姓名 性别 年龄 35 2003年 3 月 17 日

单位（或住址） 诊号

服 拾 贴 医师 工号

计价 元 角 分 计价 配方 校对 发药

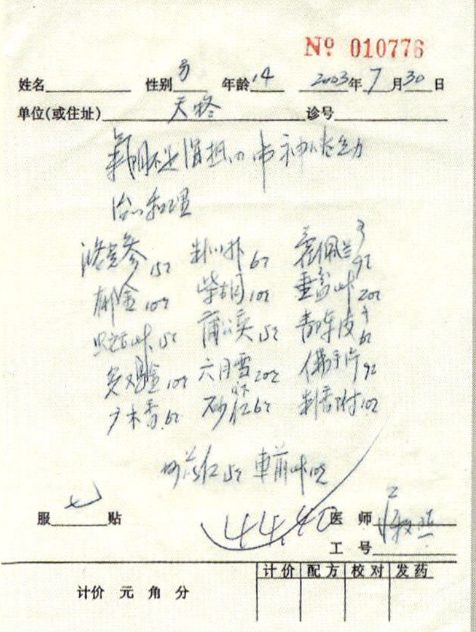

浙江中医学院附属门诊部

中医处方 № 010776

№ 010776

姓名____ 性别 男 年龄 14 2003年7月30日

单位(或住址) 天竺 诊号____

服 七 贴

医师 蒋文照

工号____

计价 元 角 分

计价	配方	校对	发药

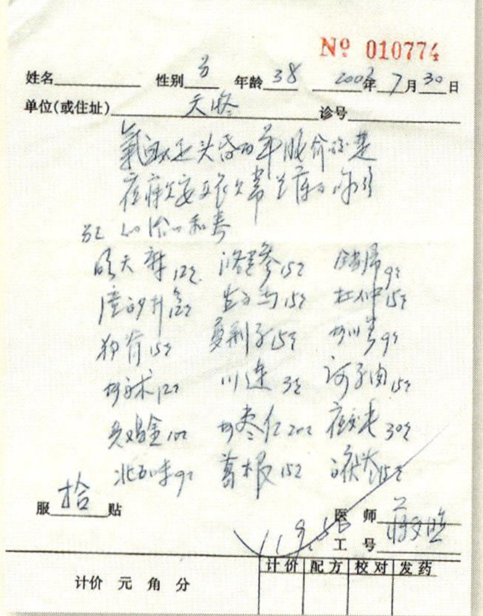

浙江中医学院附属门诊部

中医处方 № 010774

№ 010774

姓名____ 性别 男 年龄 38 2003年7月30日

单位(或住址) 天竺 诊号____

服 拾 贴

医师 蒋文照

工号____

计价 元 角 分

计价	配方	校对	发药

中药领药证

凭证领药，不可遗失

№ 0020719

浙江中医学院第二门诊部

中医处方留底 № 0020719

姓名____ 性别 男 年龄 14 2003年1月 日

单位（或住址） 诊号 203522

服 14 贴

医师 蒋文照

工号

计价	配方	校对	发药

（本联复诊备用）

中药领药证

凭证领药，不可遗失

№ 0002128

浙江中医学院第二门诊部

中医处方留底 № 0002128

姓名____ 性别 男 年龄 48 2003年1月1日

单位（或住址） 诊号 3712

服 14 贴

医师 蒋文照

工号

计价	配方	校对	发药

（本联复诊备用）

中药领药证

凭证领药，不可遗失

№ 0002130

浙江中医学院第二门诊部

中医处方留底 № 0002130

姓名______ 性别 男 年龄 66 2003 年___月 1 日

单位（或住址）______ 诊号 3914

服 10 贴

医师

工号

计价	配方	校对	发药

（本联复诊备用）

中药领药证

凭证领药，不可遗失

№ 0039117

浙江中医学院第二门诊部

中医处方留底 № 0039117

姓名______ 性别 女 年龄 44 2003 年___月___日

单位（或住址）______ 诊号______

服 七 贴

医师

工号

计价	配方	校对	发药

（本联复诊备用）

中药领药证

凭证领药，不可遗失

№ 0039115

浙江中医学院第二门诊部

中医处方留底 № 0039115

姓名______ 性别 男 年龄 58 2003 年 2 月 15 日

单位（或住址）______ 诊号 404639

服 拾 贴

医师

工号

计价	配方	校对	发药

（本联复诊备用）

中药领药证

凭证领药，不可遗失

№ 0036904

浙江中医学院第二门诊部

中医处方留底 № 0036904

姓名______ 性别 女 年龄 42 2003 年 3 月 8 日

单位（或住址）______ 诊号 1860

服 七 贴

医师

工号

计价	配方	校对	发药

（本联复诊备用）

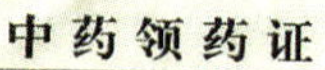

中药领药证

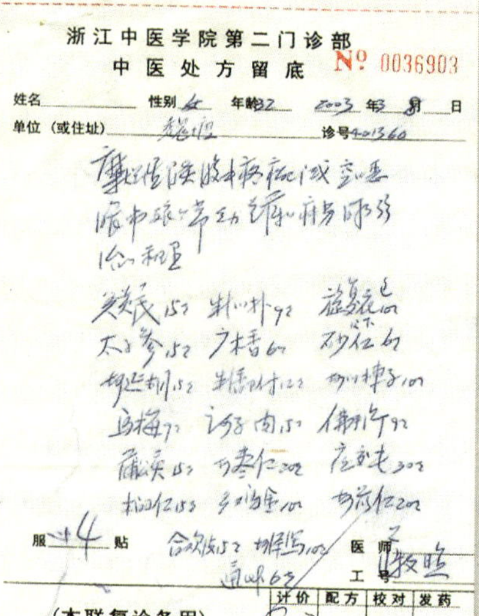

凭证领药，不可遗失

№ 0036903

浙江中医学院第二门诊部

中医处方留底 № 0036903

姓名＿＿ 性别女 年龄32 2003年＿月＿日

单位（或住址）＿＿ 诊号＿＿

服＿贴 医师＿＿ 工号＿＿

计价	配方	校对	发药

（本联复诊备用）

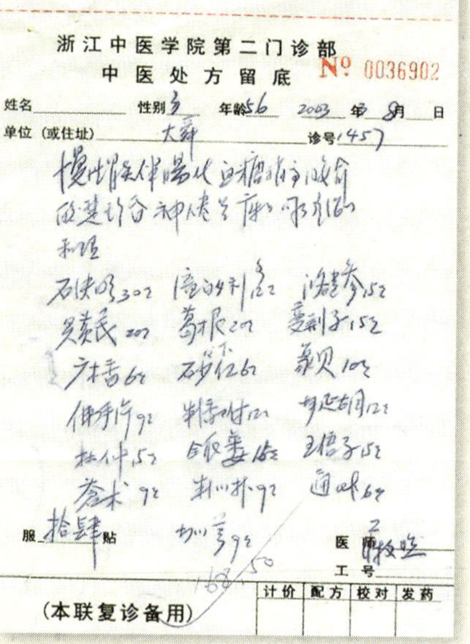

中药领药证

凭证领药，不可遗失

№ 0036902

浙江中医学院第二门诊部

中医处方留底 № 0036902

姓名＿＿ 性别男 年龄56 2003年＿月＿日

单位（或住址）＿＿ 诊号1457

服＿贴 医师＿＿ 工号＿＿

计价	配方	校对	发药

（本联复诊备用）

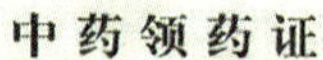

中药领药证

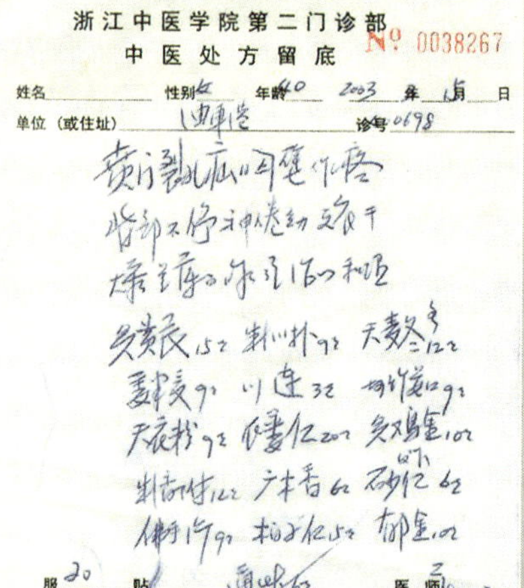

凭证领药，不可遗失

№ 0038267

浙江中医学院第二门诊部

中医处方留底 № 0038267

姓名＿＿ 性别女 年龄40 2003年＿月＿日

单位（或住址）＿＿ 诊号0698

服20贴 医师＿＿ 工号＿＿

计价	配方	校对	发药

（本联复诊备用）

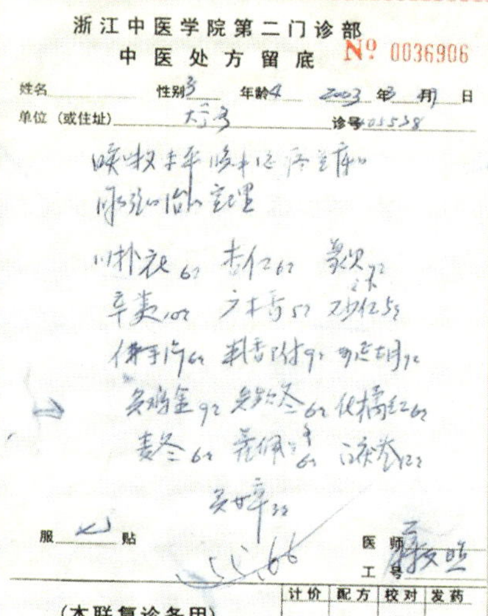

中药领药证

凭证领药，不可遗失

№ 0036906

浙江中医学院第二门诊部

中医处方留底 № 0036906

姓名＿＿ 性别男 年龄4 2003年＿月＿日

单位（或住址）＿＿ 诊号＿＿

服＿贴 医师＿＿ 工号＿＿

计价	配方	校对	发药

（本联复诊备用）

中药领药证

凭证领药，不可遗失

№ 0040885

浙江中医学院第二门诊部

中医处方留底 № 0040885

姓名 性别 年龄 年 月 日

单位（或住址） 诊号

服 贴 医师

工号

计价	配方	校对	发药

（本联复诊备用）

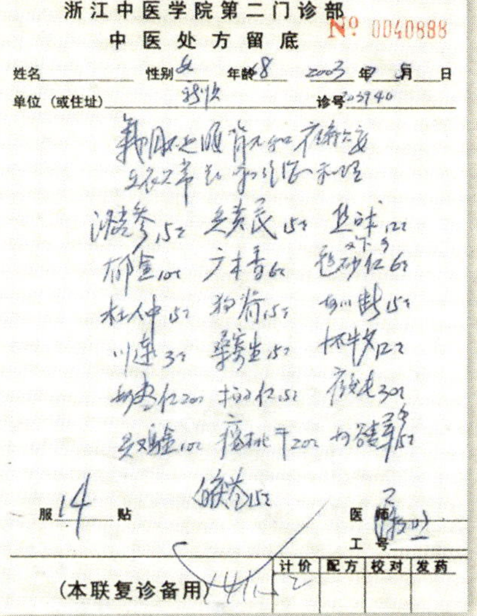

中药领药证

凭证领药，不可遗失

№ 0040888

浙江中医学院第二门诊部

中医处方留底 № 0040888

姓名 性别 年龄 年 月 日

单位（或住址） 诊号

服 贴 医师

工号

计价	配方	校对	发药

（本联复诊备用）

浙江中医学院第二门诊部

中医处方

№ 0016226

№ 0016226

姓名 性别 年龄 年 月 日

单位（或住址） 诊号

服 贴 医师

工号

计价	配方	校对	发药

计价 元 角 分

浙江中医学院第二门诊部

中医处方

№ 0016219

№ 0016219

姓名 性别 年龄 年 月 日

单位（或住址） 诊号

服 贴 医师

工号

计价	配方	校对	发药

计价 元 角 分

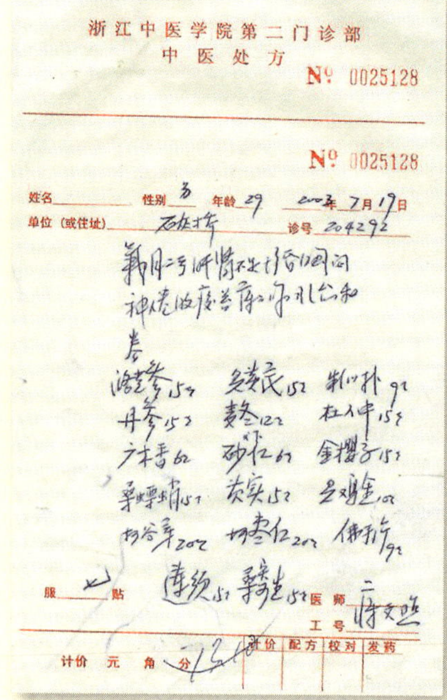

浙江中医学院第二门诊部
中医处方
№ 0025128

№ 0025128

姓名 性别 男 年龄 29 2003年7月19日
单位（或住址） 诊号 204292

服 七 贴 医师 蒋文照
工号

计价 元 角 分 计价 配方 校对 发药

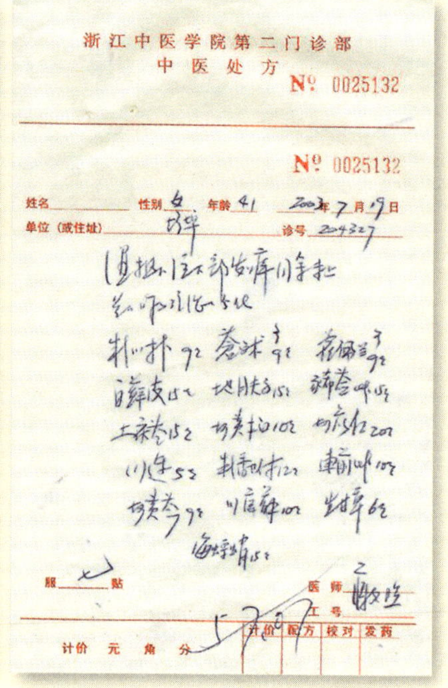

浙江中医学院第二门诊部
中医处方
№ 0025132

№ 0025132

姓名 性别 女 年龄 41 2003年7月19日
单位（或住址） 诊号 204327

服 七 贴 医师 蒋文照
工号

计价 元 角 分 计价 配方 校对 发药

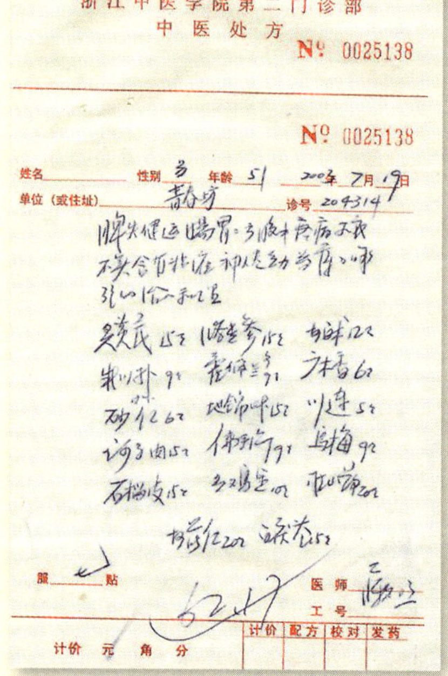

浙江中医学院第二门诊部
中医处方
№ 0025138

№ 0025138

姓名 性别 男 年龄 51 2003年7月19日
单位（或住址） 诊号 204314

服 七 贴 医师 蒋文照
工号

计价 元 角 分 计价 配方 校对 发药

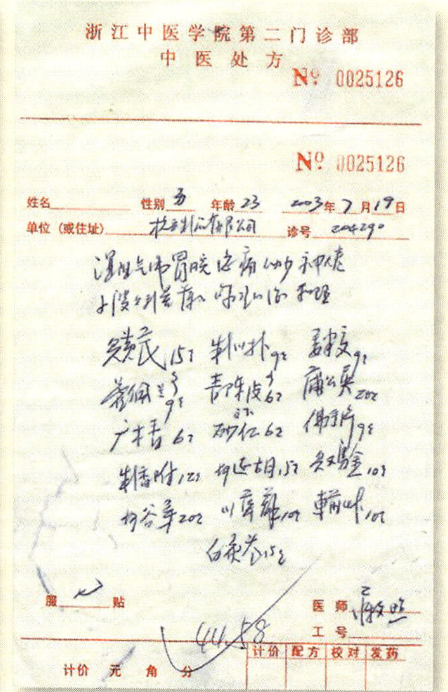

浙江中医学院第二门诊部
中医处方
№ 0025126

№ 0025126

姓名 性别 男 年龄 23 2003年7月19日
单位（或住址） 诊号 204290

服 七 贴 医师 蒋文照
工号

计价 元 角 分 计价 配方 校对 发药

中药领药证

凭证领药，不可遗失

№ 0043672

浙江中医学院第二门诊部

中医处方留底

№ 0043672

姓名　　性别　　年龄　　年　月　日

单位（或住址）　　诊号

服　　贴

医师

工号

计价	配方	校对	发药

（本联复诊备用）

浙江中医学院第二门诊部

中医处方

№ 0044564

№ 0044564

姓名　　性别　　年龄　　年　月　日

单位（或住址）　　诊号

服　　贴

医师

工号

计价　元　角　分

计价	配方	校对	发药

浙江中医学院第二门诊部

中医处方

№ 0044564

№ 0044564

姓名　　性别　　年龄　　年　月　日

单位（或住址）　　诊号

服　　贴

医师

工号

计价　元　角　分

计价	配方	校对	发药

浙江中医学院第二门诊部

中医处方

№ 0044559

№ 0044559

姓名　　性别　　年龄　　年　月　日

单位（或住址）　　诊号

服　　贴

医师

工号

计价　元　角　分

计价	配方	校对	发药

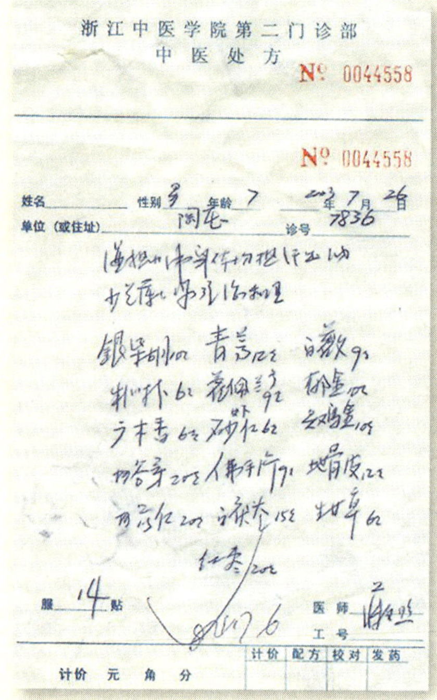
浙江中医学院第二门诊部
中医处方
№ 0044558

№ 0044558
姓名　　性别 男　年龄 7　2003年7月26日
单位（或住址） 闻堰　　诊号 7836

服 14 贴　　医师 蒋文照
工号
计价　元　角　分　　计价｜配方｜校对｜发药

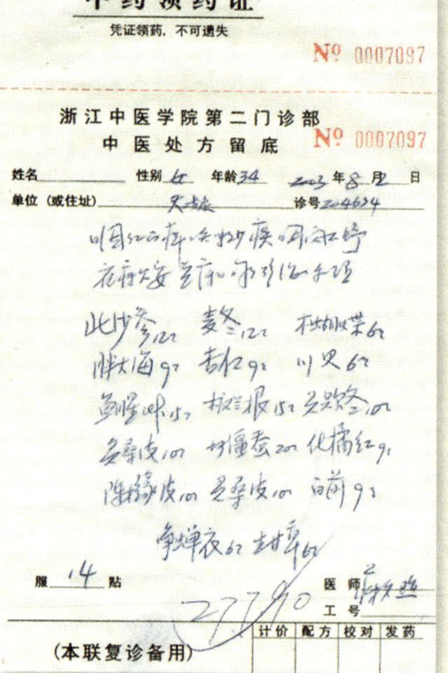
中药领药证
凭证领药，不可遗失
№ 0007097

浙江中医学院第二门诊部
中医处方留底
№ 0007097
姓名　　性别 女　年龄 34　2003年8月　日
单位（或住址）　　诊号

服 14 贴　　医师 蒋文照
工号
（本联复诊备用）　　计价｜配方｜校对｜发药

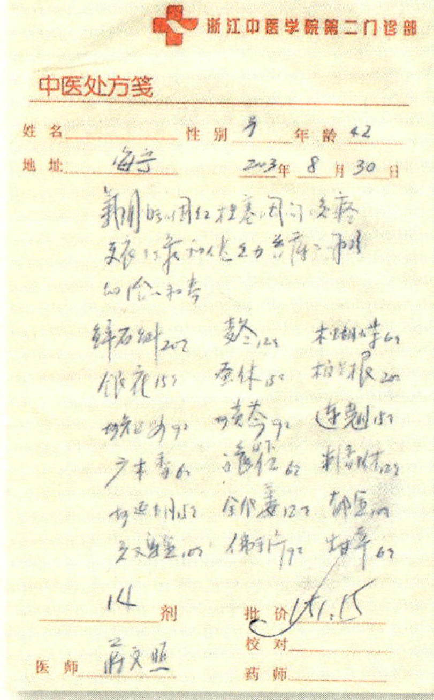
浙江中医学院第二门诊部
中医处方笺
姓名　　性别 男　年龄 42
地址　　2003年8月30日

14 剂　　批价
校对
医师 蒋文照　　药师

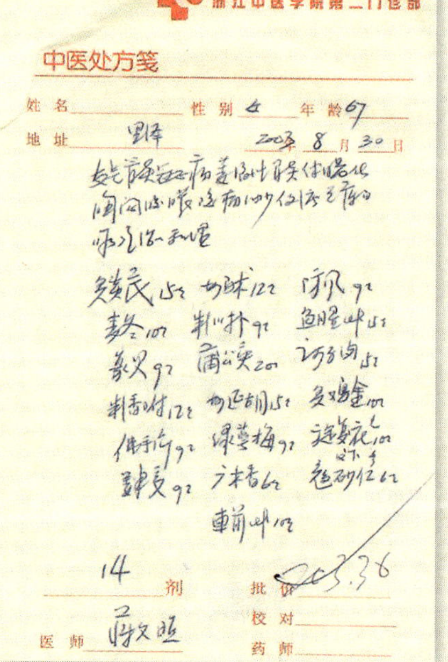
浙江中医学院第二门诊部
中医处方笺
姓名　　性别 女　年龄 67
地址　　2003年8月30日

14 剂　　批价
校对
医师 蒋文照　　药师

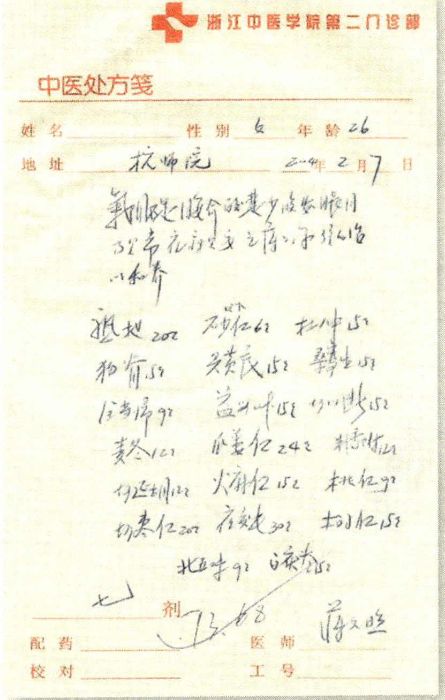

浙江中医学院第二门诊部

中医处方笺

姓名　　　　性别 女　年龄 26

地址 杭师院　　　　2004年 2月 7日

七 剂

配药　　　　医师 蒋文照

校对　　　　工号

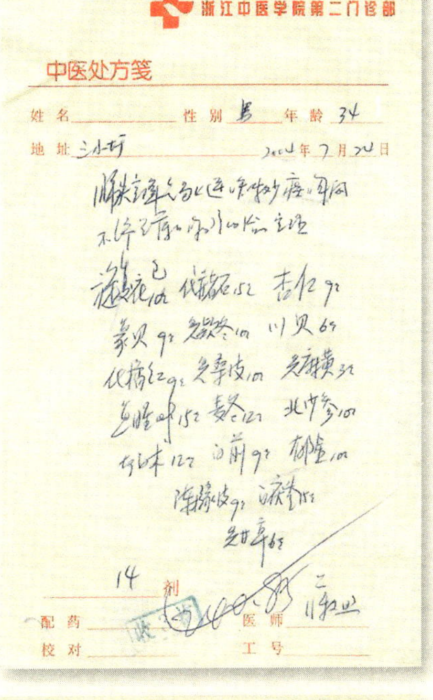

浙江中医学院第二门诊部

中医处方笺

姓名　　　　性别 男　年龄 34

地址　　　　2004年 7月 24日

14 剂

配药　　　　医师

校对　　　　工号

浙江中医学院第二门诊部

中医处方笺

姓名　　　　性别 女　年龄 81

地址　　　　2004年 2月 7日

七 剂

配药　　　　医师 蒋文照

校对　　　　工号

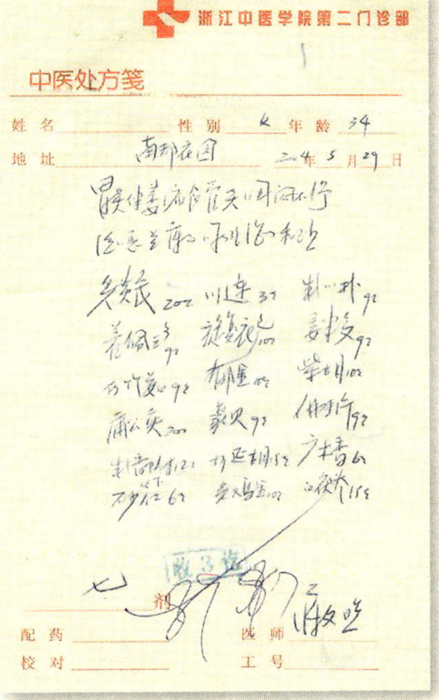

浙江中医学院第二门诊部

中医处方笺

姓名　　　　性别 女　年龄 34

地址 南都花园　　　　2004年 5月 29日

七 剂

配药　　　　医师 蒋文照

校对　　　　工号

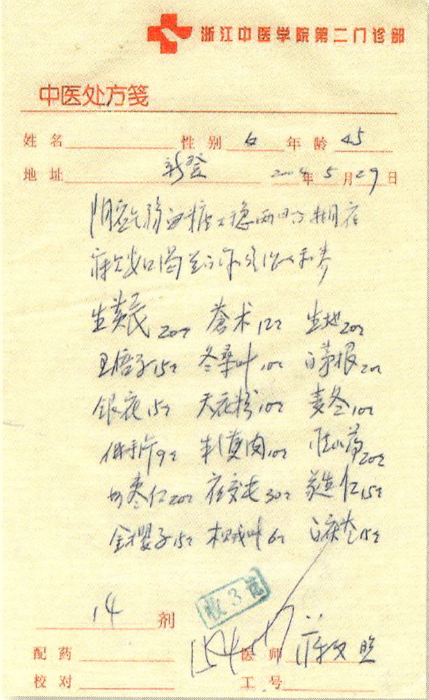

浙江中医学院第二门诊部

中医处方笺

姓名______ 性别 女 年龄 45

地址 新登 2004年5月29日

14 剂

配药______ 医师 蒋文照

校对______ 工号______

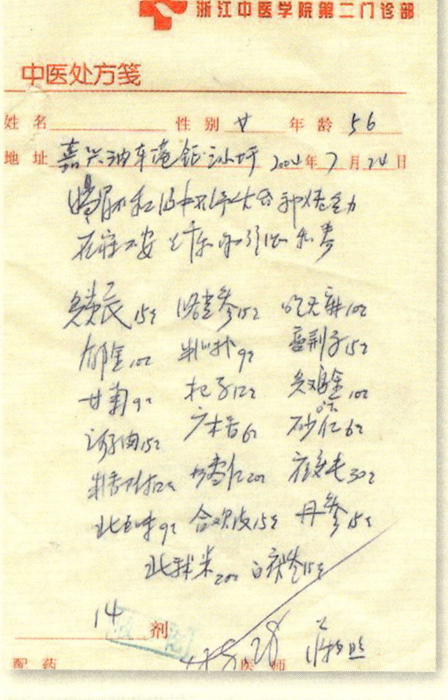

浙江中医学院第二门诊部

中医处方笺

姓名______ 性别 女 年龄 56

地址 嘉兴油车港镇 2004年7月24日

14 剂

配药______ 医师 蒋文照

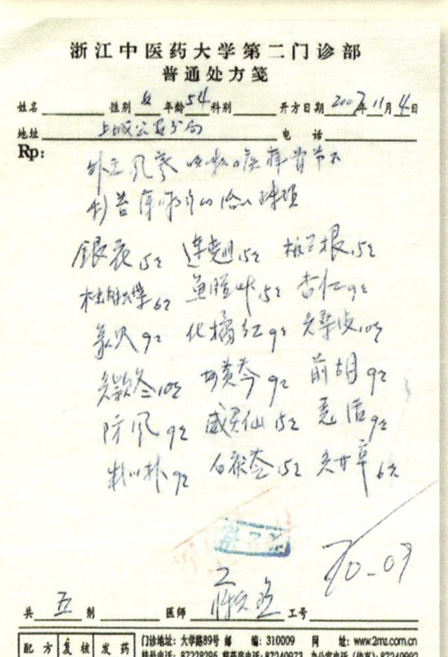

浙江中医药大学第二门诊部

普通处方笺

姓名______ 性别 女 年龄 54 科别______ 开方日期 2007年11月4日

地址______ 电话______

Rp:

共 五 剂______ 医师 蒋文照 工号______

配方	复核	发药	门诊地址：大学路89号 邮编：310009 网址：www.2mz.com.cn 挂号电话：87228296 煎药房电话：87240973 办公室电话（传真）：87240992

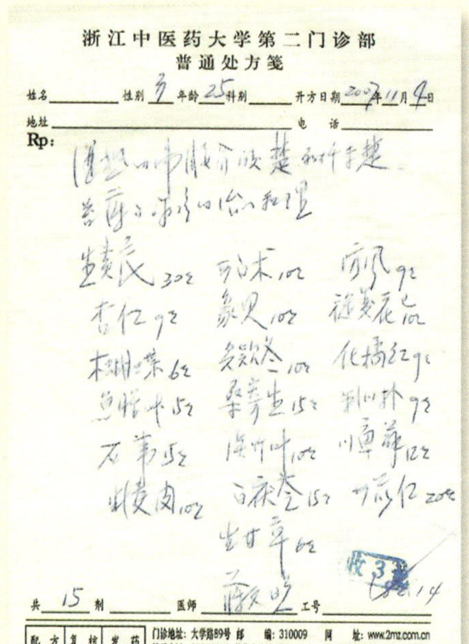

浙江中医药大学第二门诊部

普通处方笺

姓名______ 性别 男 年龄 25 科别______ 开方日期 2007年11月4日

地址______ 电话______

Rp:

共 15 剂______ 医师 蒋文照 工号______

配方	复核	发药	门诊地址：大学路89号 邮编：310009 网址：www.2mz.com.cn 挂号电话：87228296 煎药房电话：87240973 办公室电话（传真）：87240992

杭州市城镇职工基本医疗保险中药专用处方笺

姓名＿＿＿＿ 男、女 年龄 44 科室 内

单位或家庭地址 上城区公安分局 2003年11月3日

[illegible]

人员类别	√
在职	√
退休	
协缴	
终止	
其他	

服 七 剂 单价 合计 元 角 分

配方： 校对： 发药： 医师：肖鲁伟

浙江中医学院第二门诊部基本医疗保险中药专用处方笺

姓名＿＿＿＿ 男、女 年龄 25 科室 内

单位或家庭地址 中农发行 2003年11月1日

[illegible]

北沙参12g 天麦冬各10g 旋覆花10g(包) 杏仁9g 川贝6g

化橘红9g 竹沥半夏6g 炙款冬10g 炙桑皮10g 胖大海9g

陈皮10g 鱼腥草15g 白前9g 炒牛蒡9g 白茯苓15g

炙鸡金10g 生甘草6g

人员类别	√
在职	√
退休	
协缴	
终止	
其他	

服 七 剂 单价 合计 元 角 分

配方： 校对： 发药： 医师：肖鲁伟 工号：

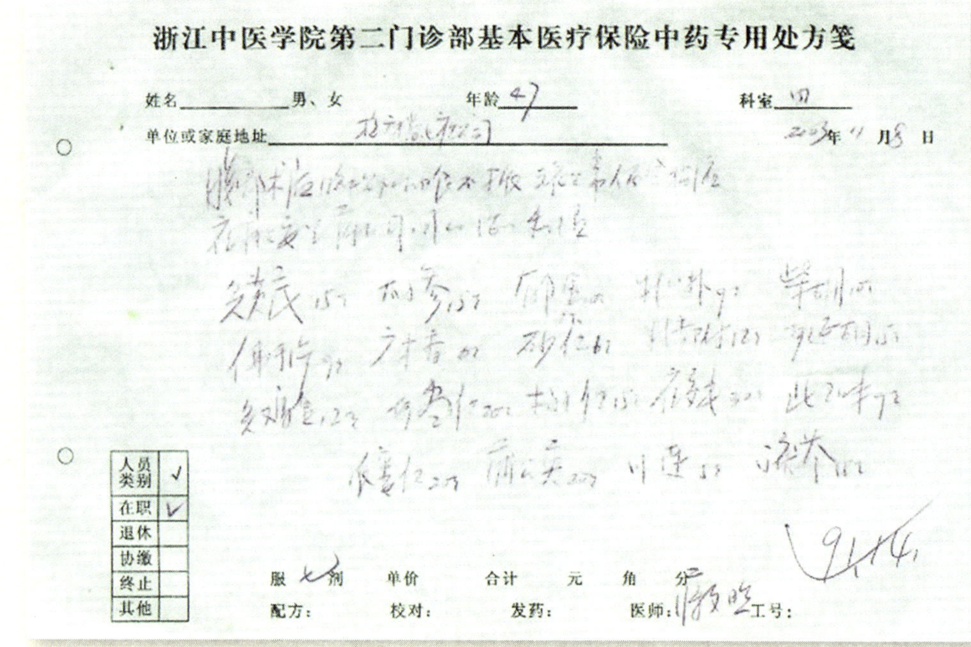

浙江中医学院第二门诊部基本医疗保险中药专用处方笺

姓名＿＿＿＿男、女　　年龄 47　　科室 四

单位或家庭地址＿＿＿＿　　2003年11月8日

人员类别	√
在职	√
退休	
协缴	
终止	
其他	

服 七 剂　单价　合计　元　角　分

配方：　校对：　发药：　医师：　工号：

初诊

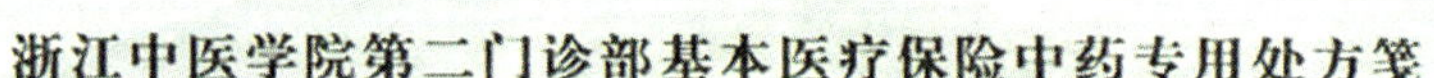

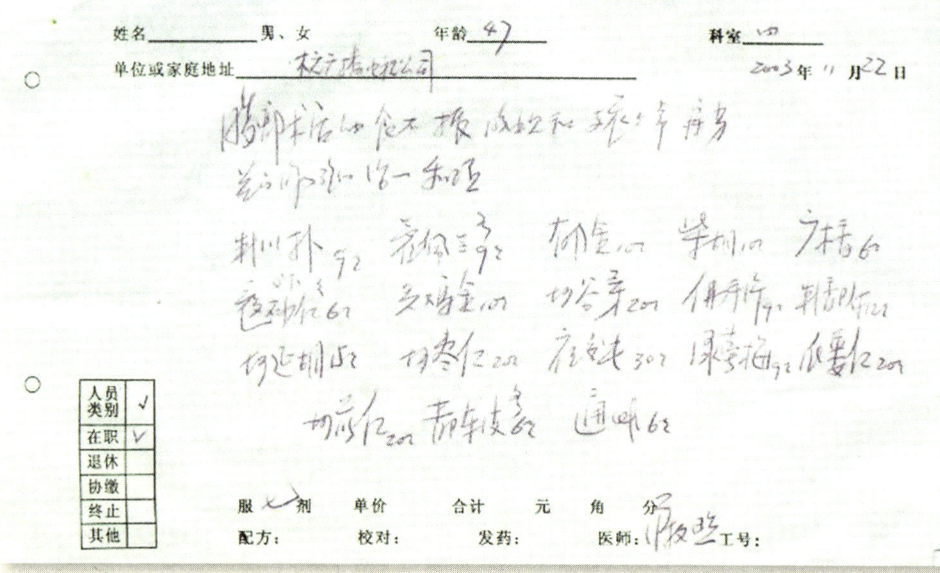

浙江中医学院第二门诊部基本医疗保险中药专用处方笺

姓名＿＿＿＿男、女　　年龄 47　　科室 四

单位或家庭地址＿＿＿＿　　2003年11月22日

人员类别	√
在职	√
退休	
协缴	
终止	
其他	

服 七 剂　单价　合计　元　角　分

配方：　校对：　发药：　医师：　工号：

复诊

浙江中医学院第二门诊部基本医疗保险中药专用处方笺

姓名________男、女　　年龄 60　　科室______

单位或家庭地址________________　　2003 年 11 月 22 日

人员类别	√
在职	√
退休	
协缴	
终止	
其他	

服 七 剂　单价　合计　元　角　分

配方：　校对：　发药：　医师：　工号：

浙江中医学院第二门诊部基本医疗保险中药专用处方笺

姓名________男、女　　年龄 77　　科室______

单位或家庭地址________________　　2003 年 11 月 29 日

人员类别	√
在职	√
退休	
协缴	
终止	
其他	

服 七 剂　单价　合计　元　角　分

配方：　校对：　发药：　医师：　工号：

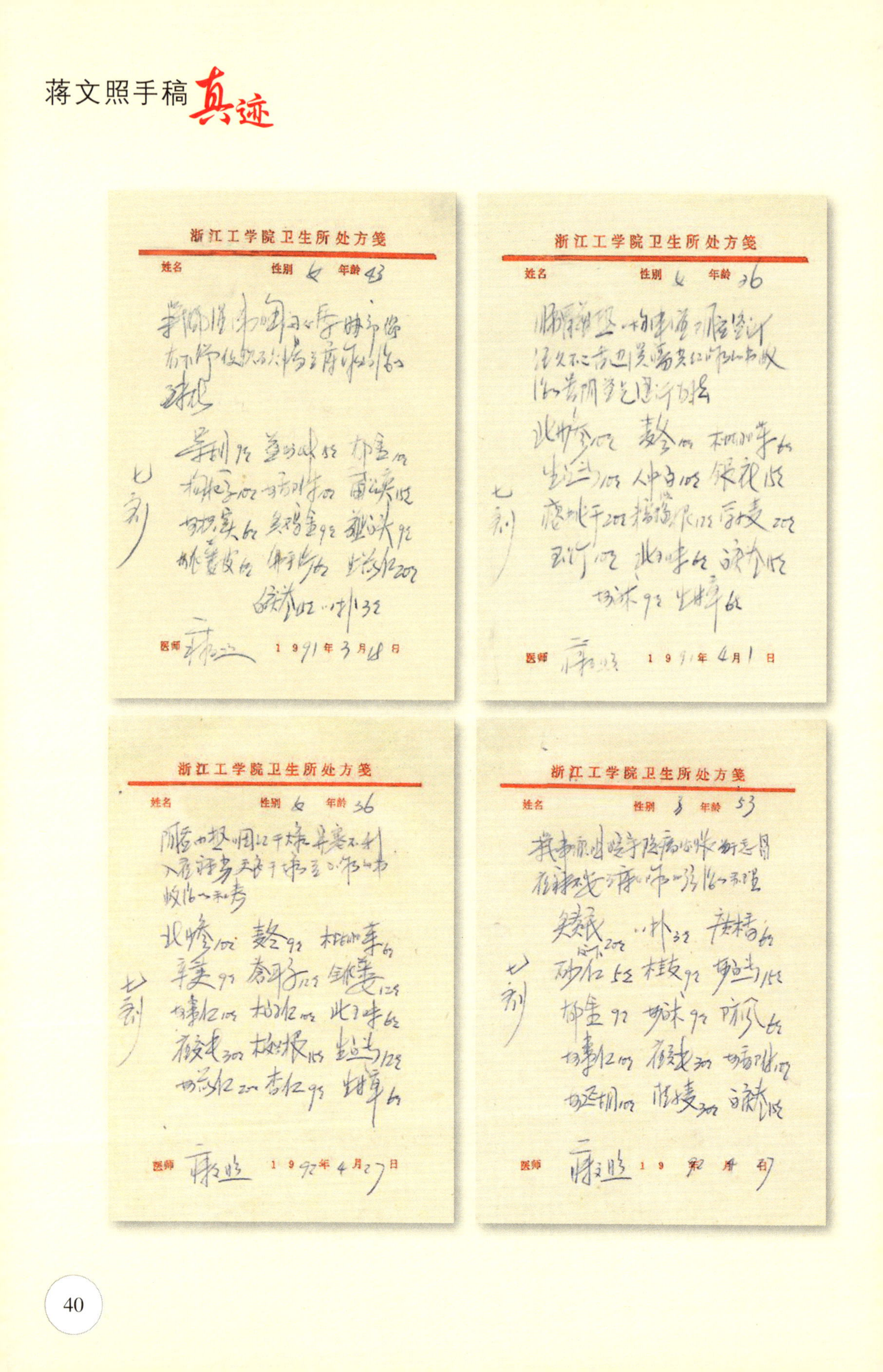

浙江工学院卫生所处方笺

姓名 性别 女 年龄 43

七剂

医师 蒋文照 1991年3月18日

浙江工学院卫生所处方笺

姓名 性别 女 年龄 36

七剂

医师 蒋文照 1991年4月1日

浙江工学院卫生所处方笺

姓名 性别 女 年龄 36

七剂

医师 蒋文照 1992年4月27日

浙江工学院卫生所处方笺

姓名 性别 男 年龄 53

七剂

医师 蒋文照 19 年 月 日

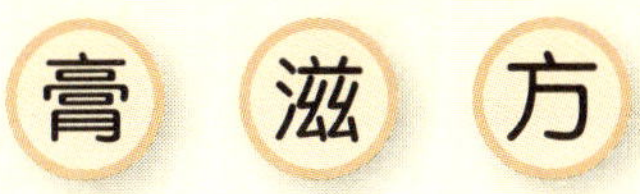

浙江中醫學院第二门诊部 膏滋方处方笺

地址：杭州大学路89号　电话：0571-87228296　87217907　邮编：310009

姓名　性别 女　年龄 32　联系电话或地址 上塘路

气血不和，月事欠常，少腹不舒，夜寐欠常，
神倦易疲，纳食不振，苔薄白，脉弦细。
治以益气和血，健脾和胃。
别直参 10g　全当归 15g　杜仲 15g　菟丝子 15g
炙黄芪 30g　制黄精 20g　益母草 20g　枸杞子 10g
大熟地 50g　天麦冬各 15g　狗脊 20g　佛手片 10g
怀山药 30g　柏子仁 20g　高良姜 15g
炒白术 15g　炙鸡金 20g　制川朴 10g
肥玉竹 20g　广木香 10g　白茯苓 20g
绿萼梅 15g　砂仁 10g（后下）　生甘草 10g
右药浓煎三次，去渣存汁，烊
入阿胶壹斤，冰糖壹斤收
膏，每日晌进二茶匙。

科 五帖

医师 [illegible]

2000年10月30日

发药	校对	配方

计价　计价员：　电话

浙江中醫学院第二门诊部 膏滋方处方笺

地址：杭州大学路89号　电话：0571-87228296　87217907　邮编：310009

姓名　性别 女　年龄 7　联系电话或地址 上塘路

氣阴不足，脾胃二亏，纳食不振，入晚常

动形瘦白，舌有齿痕，苔薄脉沉

治以益气健脾，调和肠胃

潞党参 40克　制黄精 30克　怀山药 50克　佛手片 20克

炙黄芪 40克　炒当归 20克　制川朴 20克　绿萼梅 20克

炒白术 20克　杞子 30克　全瓜蒌 10克　炙鸡金 40克

姜半夏 20克　杜仲 30克　麦冬 30克

新会皮 20克　[illegible] 30克　炒谷芽 60克

制萸肉 20克　生苡仁 60克　柏子仁 30克

广藿香 30克　白茯苓 40克　炙甘草 10克

右药浓煎收汁，取清存汁，烊入冰糖

并阿胶半斤收膏，每日晨进二茶匙。

剂 五帖

医师 蒋文照

2000年十月30日

发药	校对	配方

计价　计价员：　电话

收1讫

浙江中醫學院第二门诊部 膏滋方处方笺

地址：杭州大学路89号　　电话：0571-87228296　87217907　　邮编：310009

姓名　五楼

性别　女

年龄　47

联系电话或地址　中山北路

气血两虚挟内热，眩晕，

左肾结石，夜寐梦多，口唇干燥，

治以养阴益气化石法。

野山参（自备）9克　制川朴15克　佛手片15克　杜仲30克

潞党参40克　姜半夏15克　炒苡仁30克　狗脊25克

全当归25克　青陈皮各15克　炙黄芪30克　淮牛膝25克

炒白术25克　广藿香15克　麦冬20克　炒川断25克

广金钱草15克　象贝20克　炒枣仁40克

海金沙25克　生地25克　合欢花15克

绿萼梅20克　制黄精15克　白茯苓30克

桑寄生40克　车前草30克

右药浓煎三次，去渣存汁，拌入阿胶500克　冰糖500克

收膏，每日服一调羹，冲服。

医师　王樟连

2004年11月1日

发药	校对	配方

计价　　计价员：　　电话

浙江中医学院第二门诊部 膏滋方处方笺

地址：杭州大学路89号　电话：0571-87228296　87217907　邮编：310009

姓名　　性别 女　年龄 50　联系电话或地址 中山北路

气阴不足，脾胃虚弱，更衣只常溏稀只

安眠欠佳，疲乏神倦，乏力，苔薄白，脉弦细

治以健脾益肾，调和气阴

野山参（自备）10克　炙黄芪 25克　炒白芍 30克　绿萼梅 20克

大熟地 50克　制黄精 25克　炒川断 30克　制川朴 25克

麦冬 20克　杜仲 30克　炒苡仁 50克　炒枣仁 30克

潞党参 50克　狗脊 25克　佛手片 20克　柏子仁 25克

夜交藤 50克　制萸肉 15克　葛根 25克

合欢皮 25克　淮山药 40克　片姜黄 20克

全瓜蒌 20克　玉竹 20克　炙龟板 25克

白茯苓 30克　炙甘草 10克

右药浓煎三次，去渣存汁，烊入阿胶500克，冰糖500克收膏。

每日搅拌化三茶匙。

五帖

医师 蒋文照

2004年11月1日

发药	校对	配方

计价 319.96 +15　计价员：　电话

收2讫

浙江中醫学院第二门诊部 膏滋方处方笺

地址：杭州大学路89号　电话：0571-87228296　87217907　邮编：310009

姓名　性别 男　年龄 50　联系电话或地址 上城土管局

脾虚失运，胃脘胀满，倦怠神疲乏力，大便欠利，入夜寐劣，兹拟膏方以治，以健脾和胃，宁神和营自治

别直参 30g　炒米 150g　春砂仁 100g（后下）　绿萼梅 120g

太子参 200g　制黄精 250g　炙鸡金 150g　炒枣仁 200g

全当归 150g　生黄芪 250g　制香附 150g　夜交藤 300g

熟地 250g　广木香 100g　炒延胡 150g　合欢皮 200g

桑椹子 300g　淮小麦 200g　佛手片 150g　杞子 200g

生苡仁 300g　炒泽泻 250g　淮山药 250g　薏仁 150g

石斛 200g　车前草 200g　北五味 150g　谷精草 250g

柏子仁 120g　白茯苓 300g

右药浓煎去渣存汁，用黄酒500cc烊入阿胶 500g　冰糖 500g 收膏，每日晨起三羹匙。

壹剂

医师 [illegible]

2004年11月22日

发药	校对	配方

计价　计价员　电话

浙江中醫學院第二门诊部 膏滋方处方笺

地址：杭州大学路89号　电话：0571-87228296　87217907　邮编：310009

姓名：古蕎　性别：女　年龄：43　联系电话或地址：

脾失健运，胃失[illegible]久，晚中嘈杂，腰俞酸楚，夜寐不佳，神倦乏力，苔薄，脉弦细。治以调益气血，健脾和胃为法。

别直参25g（自备）　葛根200g　狗脊200g　汉防己200g

太子参200g　全当归150g　川断200g　川连80g

生黄芪200g　杜仲200g　桑寄生200g　旋覆花150g

郁金150g　熟地250g　怀牛膝150g　蒲公英300g

麦冬120g　独活120g　炒苡仁300g

制黄精200g　核桃仁250g　[illegible]300g

姜半夏120g　元参250g　绿萼梅120g

佛手片120g　白茯苓250g

右药浓煎三次，去渣取汁，用黄酒250cc烊化

阿胶500g（自备）　冰糖500g（自备）　收膏。每日两进三茶匙。

壹帖

医师：蒋文照　2004年11月22日

发药	校对	配方

计价　计价员　电话

浙江中醫學院第二门诊部 膏滋方处方笺

地址：杭州大学路89号　电话：0571-87228296　87217907　邮编：310009

姓名

性别 女

年龄 43

联系电话或地址 江城路

血少气弱，形瘦面晦，常时作神倦腹胀乏力，夜寐欠安，晚中脘有胀闷不舒，[illegible]脉细滑，以益气养血调和脾胃。

别直参 25g　制黄精 250g　杜仲 200g　砂仁（后下）100g

潞党参 280g　全当归 150g　炒川断 200g　炒白芍 300g

生黄芪 250g　制首乌 250g　制萸肉 150g　丹皮 120g

熟地 300g　淮山药 300g　广木香 100g　制香附 180g

杞子 200g　丹参 150g　潼白蒺藜 150g

炒川芎 120g　明天麻 150g　葛根 200g

蔓荆子 200g　炙鸡金 120g　生白芍 200g

狗脊 200g　白茯苓 250g

上药浓煎三次，去渣存汁，加黄酒 500g 烊化阿胶 500g、冰糖 500g 收膏，每日晨起二茶匙。

科 膏剂

医师 [illegible]

2004 年 11 月 22 日

发药	校对	配方

计价　计价员：　电话

187531[illegible]229

浙江中醫學院第二门诊部 膏滋方处方笺

地址：杭州大学路89号 电话：0571-87228296 87217907 邮编：310009

姓名 性别 女 年龄 58 联系电话或地址 杭州

气阴不足，肾气不充，小便红血球十[illegible]

倦乏力，夜寐欠安，苔薄白，脉沉细滑

益气补肾，调气血而化浊

别直参 20g　生地 300g　怀山药 300g　鱼腥草 250g

生黄芪 300g　制萸肉 150g　旋覆花 200g　杜仲 250g

白茅根 300g　大小蓟 200g　象贝 200g　狗脊 250g

银花 250g　丹皮 150g　冬桑皮 200g　炒川断 250g

炒枣仁 200g　姜半夏 150g　炒苡仁 300g

[illegible] 300g　化橘红 150g　陈橼皮 150g

柏子仁 150g　茜草炭 150g　绿萼梅 120g

白茯苓 250g　炒[illegible] 200g　炙甘草 100g

右药浓煎三次，去渣存汁，加入黄酒 500ml、阿胶 500g

冰糖 500g 收膏，每日晚进三大羹匙。

壹剂

医师 蒋文照 2004 年 11 月 22 日

发药	校对	配方

计价 计价员： 电话

~~392.29（其中股：114-）+192.22~~

392.29（其中股：114-）+192.22

浙江中医学院第二门诊部 膏滋方处方笺

地址：杭州大学路89号　　电话：0571-87228296　87217907　　邮编：310009

姓名　　性别 女　　年龄 50　　联系电话或地址 绍兴

气阴两亏，肾气不充，腰俞酸楚，乏力，手足常麻，夜寐欠安，夜尿频，苔薄白，脉弦。拟治以补益气血，调和脾肾。

红参30g　制首乌250g　桑寄生200g　天麦冬各150g

生熟地各250g　杜仲200g　怀山药250g　玉竹150g

生黄芪250g　狗脊200g　制萸肉150g　制黄精250g

全当归150g　炒川断200g　丹皮150g　生苡仁300g

制川朴120g　赤白芍各150g　枸杞子200g

佛手片120g　怀牛膝200g　炒枣仁200g

绿萼梅120g　菟丝子200g　炒黄芩150g

炒泽泻200g　白茯苓250g

右药浸煎三次，去渣存汁，加黄酒500ml烊入阿胶500g、冰糖500g收膏，每日晨晚二次，各一匙。

科别 膏剂

医师 蒋文照

2004年11月22日

发药	校对	配方

计价　　计价员：收1费　　电话

359.89（其中膏114.）425.11

授课讲稿

蒋老师承名家，精勤不倦，临床经验丰富，脾胃疾病尤为见长；系统学习，联系实际，理论造诣精深，运气学说颇具心得。传道授业，深入浅出，备课撰稿，一丝不苟，堪称后学楷模。

胃
脘
痛

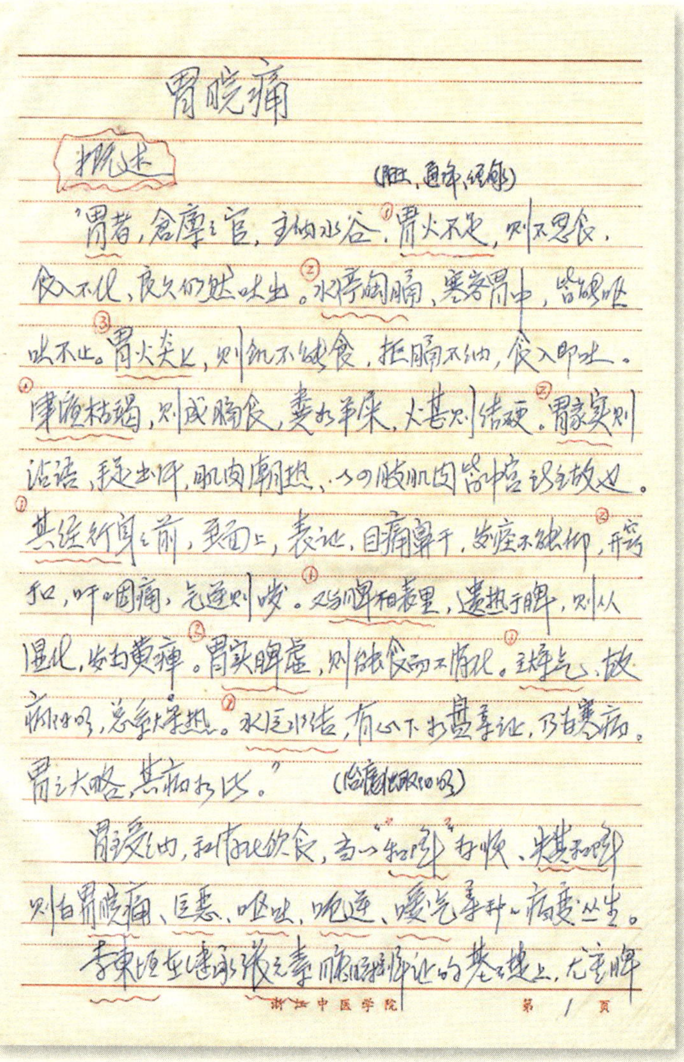

胃脘痛

概述

(脏腑、通论、经脉)

"胃者，仓廪之官，主纳水谷。①胃火不足，则不思食，食入不化，良久仍然吐出。②水停胸膈，寒客胃中，皆能呕吐不止。③胃火炎上，则饥不能食，拒膈不纳，食入即吐。④津液枯竭，则成膈食，粪如羊屎，火甚则结硬。⑤胃家实则谵语，手足出汗，肌肉潮热，以四肢肌肉皆中宫所主故也。①其经行身之前，至面上，表证，目痛鼻干，发痉不能仰，②开窍于口，口干咽痛，气逆则哕。①又与脾相表里，遗热于脾，则从湿化，发为黄疸。②胃实脾虚，则能食而不消化。①主燥气，故病热者多，总系燥热。②水停心下，有心下动悸等证，乃为寒病。胃之大略，其病如此。"(笔花医镜)

胃主受纳，和腐化饮食，当以"和降"为顺，失其和降，则有胃脘痛、嘈恶、呕吐、呃逆、嗳气等种种病变丛生。

李东垣在继承张元素脏腑辨证的基础上，尤重脾

浙江中医学院　第 1 页

胃，创立脾胃学说。在"脾胃论"中：

1. 脾胃与元气的关系。

①"人以胃气为本，盖人受水谷之气以生"。（脾胃论·饮食劳倦所伤始为热中论）

②"人以水谷为本，故人绝水谷则死，脉无胃气亦死。所谓无胃气者，非肝不弦，肾不石也。"（脾胃论·脾胃虚实传变论）引自（内经·素问·平人气象论）。

③"盖胃气不升，元气不生，无滋养心肺，乃不足之证也"。（内外伤辨惑论·辨阴证阳证）。

④"胃气者，荣气也，卫气也，谷气也，清气也，资少阳生发之气也。人之真气衰旺，皆在饮食入胃，胃和则谷气上升"。（内外伤辨惑论·辨内伤饮食用药所宜所禁）

⑤"元气之充足，皆由脾胃之气无所伤，而后能滋养元气。若胃气之本弱，饮食自倍，则脾胃之气既伤，而元气亦不能充，而诸病之所由生也。"（脾胃论·脾胃虚实传变论）。

李东垣认为内伤病的形成，就是人体内部"气不足"的结果；而气之所以不足，又是脾胃受到损伤的结果。因此，在他的论著中，曾多次提到脾胃与气的密切关系。他确认：元气是决定人体健康与否的关键，而脾胃又是决定元气虚实的关键。所以他在学术思想上非常重视元气，也非常重视脾胃。"脾胃是元气之本，元气是健康之本，脾胃伤则元气衰，元气衰则疾病所由生。"这是李氏内伤学说的一个基本论点。

2、脾胃的枢纽作用

①"食气入胃，散精于肝，淫气于筋"。（脾胃论·脾胃虚实传变论）引自（素问·经脉别论）。

②"饮入于胃，游溢精气，上输于脾，脾气散精，上归于肺，通调水道，下输膀胱，水精四布，五经并行。"（同上）。

③"胃虚则五脏六腑十二经十五络四肢皆不得营运之气，而百病生焉"。（脾胃论·大肠小肠五脏皆属于胃胃虚则俱病论）。

李东垣认为，自然界一切事物都是时刻运动变化着的。其运动形式就表现为"升降浮沉"的变化。所以李氏认为脾胃在精气的升降运动过程中，具有枢纽作用。但是他特别强调"生长"和"升发"的一面，他认为只有谷气上升，脾气升发，元气才能充沛，生机才能洋溢活跃，阴火才能戢敛潜降。反之则"诸病丛生"。李氏强调升发脾胃之气的重要性，并进一步把"胃气"引伸为元之气、"真气"和一切"诸阳升发之气"。这样，"土为万物之母"的概念，就更明显了。

(3) 叶氏对《脾胃论》的发挥

叶天士对李东垣的《脾胃论》，是推崇备至的。他不仅说"内伤必取法于东垣"，甚至认为一部《内经》中的基本理论，无非是以说明以"胃气"为本的道理，因而他在临证上治疗很多一般杂病，多半都从脾胃上立论。

① 如虚劳阴虚咳嗽之证，出现形瘦、食减、便溏、腹痛、寒热等证，认为是由脾胃受损，气不[illegible]摄而阴不化所致，不必治嗽清肺，只须戊己汤加味摄阴为主

钱甘草。

已见。

② 有咳久伤阴，致土不生金，肺阴血随伤损者，认为宜用益气甘药调养之，自有"有形生于无形"的作用。

③ 对于久咳不已，金虚肾损致病，不培其母，无以养其子者，认为宜以辛凉辛温佐以甘温护中，可获培土生金之效。

④ 又如对于痰浊停饮等病，认为固宜用攻消涤降诸法，但在祛邪的同时，仍应佐以温中诸品顾全胃气。

⑤ 至脾肾两虚的泄泻，一般主张"补火生土"，而叶氏则认为久泻不复，脾肾阳虚，不能纳食健运，宜采"补肾不如补脾"之说。"俾中宫精复"，则下焦之气亦因之而渐复。

⑥ 小儿之疳疾、食积、风痫等证，每由中宫气馁，以致肝风内动者，主张培土熄风。

诸如此类的论述，在叶氏诊治杂证中，屡见不鲜，可见叶氏在脾胃方面作了很大的发挥。这一学术上不但给李东垣《脾胃论》提供了补充材料，而且为后世治疗脾胃病开辟了更宽广的道路。

胃脘痛是临床常见病证，又称胃痛，在剑突以下，脐部以上即胃脘部经常发生疼痛为其主要临床表现。由于胃之上脘接近心窝，所以古代文献往往称之为"心痛"，实多是指胃痛而言。如《素问·六元正纪大论》说："木郁之发，民病胃脘当心而痛。"说明肝气横逆而犯胃，导致心下胃脘疼痛。正如《医学正传·胃脘痛》所说："古方九种心痛，……详其所由，皆在胃脘，而实不在于心也。"即是很好的说明。对于心脏疾患所引起的心痛证，古人也有所认识，如《灵枢·厥病》说："真心痛，手足青至节，心痛甚，旦发夕死，夕发旦死。"从原篇的证状描述，这种真心痛，痛势相当剧烈、病情又很危急，相似现代医学之心绞痛、心肌梗死之类？所以真正的心痛，与古人所称的胃脘痛的心痛绝不相同，是有区别，不可混为一谈。

胃脘痛病证的成因。如《内经》中提出，"饮食自倍，肠胃乃伤”。“经脉流行不止，环周不休，寒气入经而稽迟，泣而不行，客于脉外则血少，客于脉中则气不通，故卒然而痛”。

李东垣谓：“劳力过度，饮食失节，中气不足，寒邪乘虚而入，……而作大痛。”“脾胃病，则胃不能独行其津液，故亦从而病焉”。张景岳说：“气血虚寒，不能营养心脾者，最多心腹痛，然必以积劳、积损及忧思不遂者乃有此病”。

说明多数与饮食、情志、寒、热、湿、痰、食积、血瘀、气滞等有关。但其发病机理有其共同之处，即所谓“不通则痛”。而胃脘痛发病有虚实之分，实者因邪实阻滞；虚者是由于脾胃虚寒。

〔病因病理〕

胃脘痛的发病原因常见的有三个：

1. 因受寒邪或伤于饮食，脾胃升降运化受纳功能失常；
2. 情志所伤，郁怒伤肝，肝气犯胃，胃气阻滞；
3. 素体脾胃虚弱，或久病伤及脾胃所致。

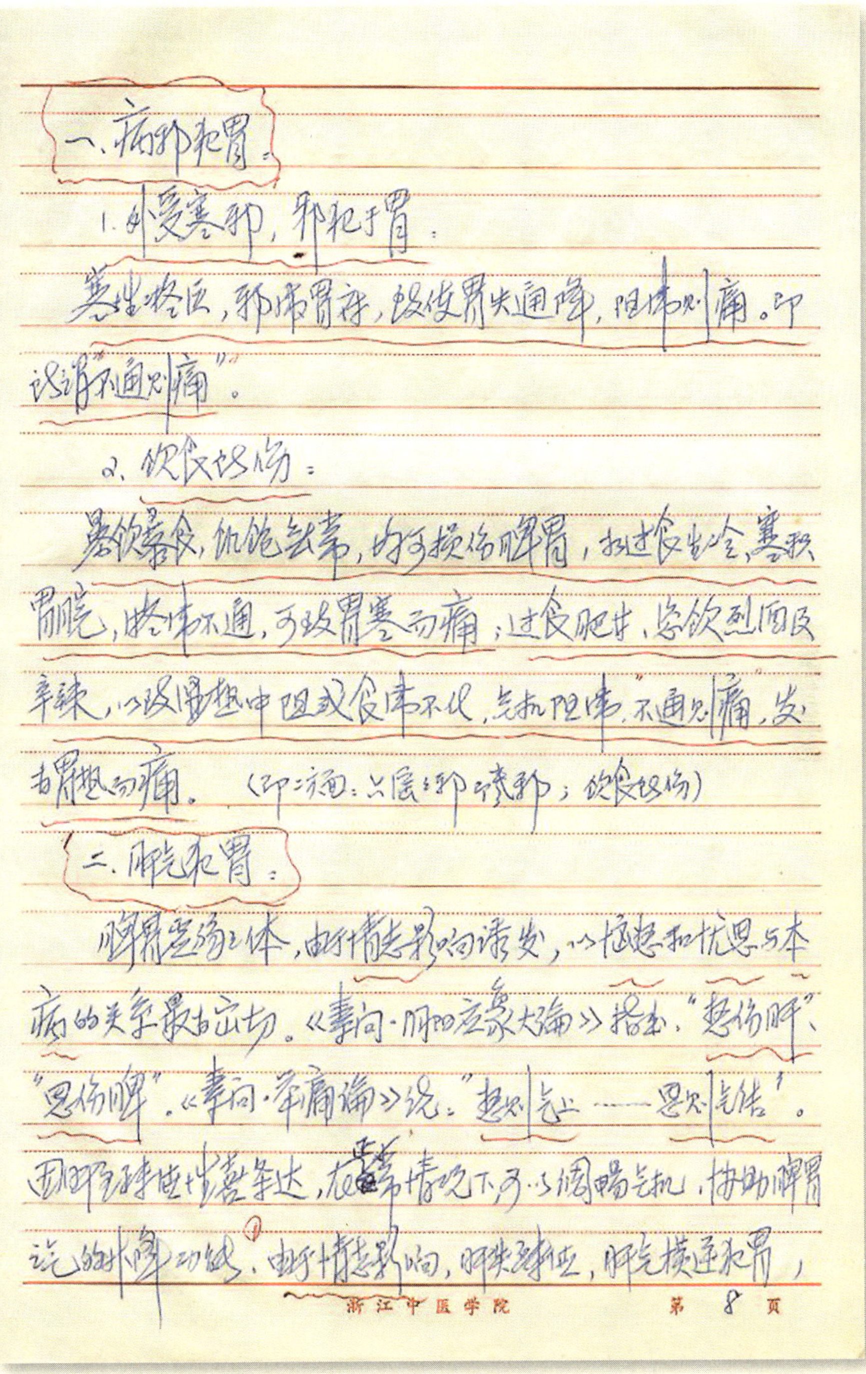

一、病邪犯胃：

1. 外受寒邪，邪犯于胃：

寒主收引，邪滞胃府，致使胃失通降，阻滞则痛。即所谓"不通则痛"。

2. 饮食所伤：

暴饮暴食，饥饱失常，均可损伤脾胃，如过食生冷，寒积胃脘，凝滞不通，可致胃寒而痛；过食肥甘，恣饮烈酒及辛辣，以致湿热中阻或食滞不化，气机阻滞，"不通则痛"，发为胃热而痛。（即二方面：六淫之邪中寒邪；饮食所伤）

二、肝气犯胃：

肝胃气痛之体，由于情志影响诱发，以恼怒和忧思与本病的关系最为密切。《素问·阴阳应象大论》指出，"怒伤肝"、"思伤脾"。《素问·举痛论》说："怒则气上……思则气结"。因肝主疏泄，性喜条达，在正常情况下可以调畅气机，协助脾胃运化的升降功能。由于情志影响，肝失疏泄，肝气横逆犯胃，

浙江中医学院 第 8 页

脾胃气机阻滞，胃失和降，则疼痛作矣。（急躁易怒、嗳气；胸胁痞塞、脉弦）。再若，肝郁气滞，久易于化火，火热又可伤阴，可使胃痛加重或反复不愈而缠绵。再一方面，因气与血帅，气行则血行，气滞则血瘀，故气滞日久，可以导致血脉涩阻，瘀血内结，则疼痛较甚而亦难愈。

三、脾胃虚弱

素体脾胃虚弱，或者劳倦过度，或病久脾胃受伤，均可导致中焦虚寒而胃痛。如脾阳不足，寒从内生，脉络失于温养，则为虚寒胃痛；如再外感寒邪，内外合邪，则成寒积胃痛；若胃阴受伤，胃失濡养，又可成为阴虚胃痛。

此外，由于肾阳不足，命门火衰，不能温煦脾阳，以致脾胃虚寒，而产生胃痛之患。

综上所述，胃脘痛的病位在胃，但与肝脾的关系极为密切。胃与脾互为表里，为后天之本。职司饮食物的运化、受纳、升降，转输水谷精微的功能，所以无论在生理上病理上都是相互影响的。肝木胃土，有相互制约克化的关系，在临床上相继出现的胃脘痛并不少见。胃宜和降，宜通而不宜滞，一旦种种病因，而使胃气郁滞，"不通则痛"而发为胃痛。

胃脘痛的病理变化有虚有实。①若寒邪犯胃，气滞于中；②或因气郁化火，胃热内郁；③或因气病及血，气滞血瘀；均为实证。①脾胃虚寒，②或病久热灼伤阴者，则为虚证。

虚证和实证之间，又有"兼挟"为病。

①如肝郁气滞的胃痛，常可转化为"胃热"及"阴伤"证；

②如脾胃虚寒证，每因饮食生冷或气候寒冷，寒邪内侵，而成为"本虚标实"，发病尤甚；

③如病延时久，久痛入络，脉络破损，或为出血（吐血、便血），或为瘀血阻滞，而成血瘀之证。它既可在脾胃虚寒或胃阴不足中出现，亦可以在气滞、胃热等实证中并发。

胃脘痛的治疗：绝不能把"胃"孤立起来，与肝脾胆都有其密切关系。因此，在治疗上归纳有：疏、和、消、清、通、补六个方面。

①疏：疏肝理气。②和：调和脾胃。③消：消食导滞。

④清：清泄邪、清肝火。⑤通：通实邪、通气血、通脏腑。

⑥补：补益脾胃。

这六个方面必须根据其发病原因而予辨证论治灵活运用。

前人在临床上对胃脘痛的治疗常采用三种方法：

1. 疏和法：由于胃为后天之本，不宜过于攻伐，即使胃气失于和降，亦宜采用"疏和"并进的方法。（见叶氏胃脘方义）

2. 温通法：脾为阴中之至阴，最易受"寒"，遇之邪侵袭，寒邪中阻，而发胃痛。治疗宜温散寒邪，运行气血。

3. 消导法，以消化通为治。往往由于食滞、寒滞、气滞，而使脏气不运，故治疗以"消导"为法⑥

胃脘痛在临床上多见于：急慢性胃炎（浅表性）、胃十二指

浙江中医学院　第77页

肠溃疡病、胃下垂、胃神经官能症、胃癌等。

【辨证论治】

胃脘痛一般分为六型或七型，在实际上如肝胃郁热、阴虚胃热之类都是肝气犯胃的进一步发展；寒邪犯胃、肝气犯胃日久而成虚证则为脾胃虚寒型；而久痛入络可以发展为瘀血停滞型。试以简述之可以分为肝气犯胃（气滞、火郁、血瘀）和脾胃虚寒二大类型。

胃脘痛的辨证要根据胃痛的性质、诱发的原因、与饮食的关系，结合其它兼证，辨别其虚、实、寒、热、气、血的不同。

寒热〈 一般以饮冷受寒而诱发，胃脘冷痛，得温则舒者为寒；
脘部灼痛如烧，痛势急迫者为热。

气血〈 脘痛且胀，嗳气则舒者为气滞；
痛如针刺，痛有定处为血瘀。

虚实〈 脘痛拒按，得食更甚为实；
脘痛喜按，得食痛缓为虚。

胃脘痛的脉象：凡是胃痛暴作属于实证者，脉象多见弦紧、或沉弦、或细涩；凡是胃痛久作属于虚证者，脉象多见沉细无力或细弱无力。

胃宜和降，宜通而不宜滞，所以胃痛的形成亦多由于种种原因，以致胃失和降，气机阻滞，"不通则痛"。治疗上一般宜和胃理气方法，使气机通顺，"通则不痛"，胃痛亦能随之缓解。但也不能局限于"通"法，应审证求因施治，以达到治疗之目的。如胃寒痛宜温中散寒止痛；食滞者宜消食导滞；肝郁，宜疏肝理气；郁热，宜泄热和胃；胃阴不足，宜以养阴益胃；瘀血停滞，宜以活血化瘀，理气止痛；脾胃虚寒，则以温中散寒、健脾和胃之法等等。 下面分述之

一、胃寒痛（散寒和胃）

主证：胃脘骤然作痛，畏寒喜暖，四肢不温，温熨脘部可使痛减，口不渴，喜热饮，苔白，脉弦紧。

（病机提要）：由于受寒，或食生冷，寒积于中，阳气被寒邪

被遏，阳不得舒展，故胃脘疼痛暴作。由于寒得温后（热敷、热饮）寒气因温而散，痛势可以缓减。脉弦主痛，苔白脉紧为寒，疼痛较剧，结合此几点掌握。

治法：温中散寒止痛

轻症：可用局部温熨或服生姜汤以散寒止痛。

较重者：用良附丸温中散寒止痛。良姜辛热，暖胃散寒，香附理气止痛，可加吴萸、荜拨、延胡、陈皮等以加强散寒止痛之功。如见胸脘痞闷、畏寒、身热等外感风寒之证，可加香苏散，以疏风散寒止痛；兼挟食滞，可酌加神曲、山楂以助消化。如经常受寒即发，亦可用肉桂粉一味开水送服，以温中散寒。

按：胃寒痛多由受寒和饮冷所引起，痛时常兼恶寒或呕吐清水的，可于处方中加入生姜或吴萸，一则散寒，一则降逆，均有温中作用。但虚寒胃痛出现的恶寒或呕吐清水，则宜用桂枝不宜用生姜；用吴萸亦宜用与党参结合，这里说明了“胃寒痛”与“胃虚痛”同样有“喜温”“喜按”等寒的症状，但须分虚实治疗。（良附丸无论因寒邪或脾胃虚寒都有温中止痛的效果，但对有郁火或阴虚火旺者则不宜用。）

二、食滞（饮食停滞）

主证：胃脘痞胀，甚则疼痛，恶闻食臭，嗳腐吞酸，或呕吐不消化食物，吐后痛减，或大便不爽，粪便异臭，苔厚腻，脉滑。

治法：消食导滞

保和丸出"丹溪心法"方，是消积导滞的常用方。山楂善消油腻肉积；神曲消食健脾，消酒食陈腐之积；莱菔子下气消面食痰积；配半夏、陈皮、茯苓以和胃理气降逆；但食积易于化热，加连翘散结清热。诸药合用共成消食和胃止痛之功。如痛胀不减可配枳实、槟榔、砂仁等。如积滞较甚而有化热之象，大便不通者，可酌加枳实、大黄、黄连、黄芩等。随消积导滞，又见中虚，则宜消补兼施，如枳术丸、健脾丸以消食化积合补益脾胃。（参、术、甘、茯、山药、木香、砂、楂、神曲、麦芽、黄连）

按：一般以消导以退热之法，用于肠胃病。因饮食不节引起呕吐或泄泻，同时寒热并起，用保和丸消运食滞，热自能降，证亦渐消。（[illegible]）　[illegible]（[illegible]）

三、肝气郁结（肝气犯胃）。此型在临床较多见，往往时发时止，在发时往往与情志变化有一定关系。

主证：情志抑郁或易激动，胃脘胀痛，痛连胁肋，嗳气频作，大便不畅，每因情志因素而痛作，舌苔薄白，脉弦。

治法：疏肝理气

提要："辨证"（1、）病发与情志有关（2、）疼痛常有胀痛或攻窜不定（3、）痛而兼嗳气（4、）脉细弦或弦

情志不舒，肝气郁结，失其疏泄，横逆犯胃而作痛；气病多游走，胁部为肝之分野，故疼痛攻撑连胁。气机不利，胃失和降，故脘胀、嗳气、大便不畅，弦脉主肝病而主痛。

疏肝理气，即所谓"治肝可以安胃"。然后肝气条达，

协调脾胃之气的升降，则胃自安，而疼痛亦止。

柴胡疏肝散（四逆散加香附、川芎）：柴胡、香附、枳壳疏肝理气止痛；白芍、甘草缓急止痛；陈皮、甘草理气和胃；川芎行血中之气，起止痛之效。在此方的基础上，

如疼痛明显，合金铃子散，加强理气止痛作用。

川楝子（延胡索有活血止痛作用）。

如外感引发：加苏梗、荆芥之品。

如气滞较甚：加香橼皮、绿萼梅、八月札等。

如嗳气泛酸：嗳气可加沉香、旋覆花以顺气降逆，

泛酸加瓦楞子、海螵蛸、象贝，以止酸和胃。

按：“疏肝理气”的药物配伍，主要用以治疗肝气郁结的病情。本病往往从情志抑郁而来，肝气失其条达之端，因此，胃脘两胁作胀，甚至疼痛。这是气滞于肝络的主要症状。频见嗳气，且每不畅，得嗳气，则稍宽展。这是气机郁结的辨证。平时情绪不佳，精神抑郁，或者又易躁怒；

食欲不振，或咽如物阻，呕吐酸苦等症，又是肝胆俱逆，木旺乘土了。常用药物：柴胡与枳壳，郁金与枳壳，香附与川芎，玫瑰花与橘叶等，"疏肝之气，解肝之郁，舒畅气机，条达肝络"，这是主药。同时还需配伍白芍、甘草，于疏理气机之中，兼以缓肝之急。如柴胡疏肝散。（四逆散加香附川芎）。但须注意，这种情志之病，每随精神状态，或生活环境的改变，而病证或轻或重，需注意治疗不能仅依靠药物，应使有病者加胸襟旷达，医者做好解释工作，密切配合，才能获得满意的疗效。

同时，气机郁结，肝气又多横逆，易于犯胃伤脾。如本证即是肝气犯胃。如肝郁伤脾，则木郁土中，常见腹痛作胀，纳谷欠迟，易于便溏，嗳气时轻等症，治以疏肝健脾，宜以逍遥散、痛泻要方等配伍。不过，①"肝胃两病者，胃为阳土，肝气又易于化火，理气香燥药要适可而止；②"肝脾两病者，脾为阴土，脾气又易于下陷，扶脾药方以四磨参升阳。这是临床上的重要门径。

（辛开苦降法，用以肝逆犯胃合左金丸）（黄连、吴萸、当归、丹皮、栀子、陈皮、竹茹）

四、肝胃郁热

主证：胃脘灼热疼痛，痛势急迫，烦躁易怒，泛酸嘈杂，口干口苦，舌红苔黄，脉弦或数。

治法：泄热和胃

（胃脘灼痛，痛势急迫，泛酸嘈杂、苔黄脉数。特征）

肝气郁结，日久化火之证。肝胃郁热，日久化火，火邪犯胃，故见胃脘部灼痛，痛势急迫，烦躁易怒，泛酸嘈杂等。火性上炎（肝胆互为表里，肝热夹胆火上乘），故口干口苦。苔黄脉弦或数，为肝胃郁热之征。在临床上必须注意「火郁与气滞并见」。

治以化肝煎为主：丹皮、山栀，清泄肝火，白芍敛肝，陈皮（泽泻、贝母）、青皮理气」。可加左金丸辛开苦降，黄连之清火，吴萸辛以散郁，郁散则火随之得泄。或左金丸合黄芩汤。黄芩、黄连苦寒清火，白芍敛肝，甘草缓急和中。白芍甘草缓急止痛，稍佐

浙江中医学院　第19页

吴萸辛以舒郁。

此时用药慎用香燥，故叶天士主张"忌刚用柔"。由于肝郁火郁易于伤阴，如再用香燥耗阴之品，易使阴分受伤，故一般择用柔肝理气之品，如绿萼梅、代代花、玫瑰花、佛手花、香橼皮等柔肝之药，结合具体病情作以选择，但肝脾不和者，可用逍遥散以善其后。（如当归、白芍、柴参、白术、茯苓）

如因食积痰火化热，出现口苦苔黄、舌红、大便干燥或秘结、脉弦数等，治宜清热通腑，可用泻心汤（黄连、黄芩、大黄）。以泻胃热，三药合用达到清热泻火、通利腑气的目的。（大黄既能清热泻火，又有通利腑气的作用，双重效用）

按："如清肝泻火"的药物配伍，主要用以治疗肝火偏亢者，本病每从肝气郁结发展而来，即气郁化火。

但亦有因其他病变所致的。常见如头痛、目赤、目痛颊肿、耳鸣、耳聋、耳肿、心烦口渴、性情急躁易怒、口苦便坚、小便赤涩、舌红，脉弦数等。常用方物，如龙胆草与黄芩；黄芩、黄连与木通；丹皮与山栀；丹皮与泽泻；夏枯草与决明子；柴胡与芍药；以及青黛等，清肝之火，兼泻其子，这是主要的一面。同时还要配伍生地、当归、白芍、甘草等，于清肝泻火之中，兼顾肝阴。方如龙胆泻肝汤、当归龙荟丸等。

（龙胆草、生地、当归、柴胡、泽泻、车前子、木通。）

（当归、龙胆草、栀子、黄连、黄芩、黄柏、大黄、芦荟、木香、麝香（一方加青黛，[illegible]））

尚有抑郁伤神，气郁化火，费伯雄说得好："所欲不遂，郁极火生，心烦意乱，身热而躁者"，临床上尤为多见。费伯雄以"解郁舒肝、安心宁神、养肝而清肝火"三法合用，以治"郁火"，这是颇有见地的，亦是切合实用的。

方如解郁合欢汤（合欢花、郁金、沉香、橘饼；柏子仁、茯神、丹参、红枣；当归、白芍、柴胡、薄荷、山栀）。

总之，在用药上，理气要防止耗气伤阴，清火要防止败胃伤脾。因此，辛香理气之品不能滥用，苦寒清火之味也要恰如其分。

此外，气火相并，又易窜络，见火气入络诸症。如

浙江中医学院　第21页

胁痛、手足麻痛、肌肉跳动、耳鸣、脉弦细、舌质紫气等。常用的如旋覆花、新绛、丹皮、山栀、归须、桃仁、柏子仁、红花、柴胡、姜黄、郁金、降香、川楝子、延胡、白蒺藜、枇杷叶、牡蛎等，选择几味配伍，疏肝理气、通畅血络。方如旋覆花汤、丹栀逍遥散、金铃子散等。对通络方法，叶天士有精辟的成就，虽然大多运用虫蚁诸药，但有区别。"辛润通络"、"辛温通络"、"辛香通络"、"虫蚁通络"，以及"络虚治以辛甘、阴阳同得之，轻灵流通、二、三味组合，恰如以述，散见于医案。可以参考。

五、胃阴不足（阴虚胃痛）

主证：胃脘部常呈隐痛，口燥咽干，或口渴喜饮，大便干燥，舌红少津，脉多细弦。

治法：养阴益胃

（胃脘隐隐灼痛，口燥咽干，舌红少津，脉细）

由于胃痛日久，郁热伤阴，胃络失养，故见胃痛隐隐，而有灼热之感，阴虚火炎，津液亏少，故口燥咽干，口渴引饮，肠道亦因失其津液濡润，则大便干燥，舌红少津、脉细弦均阴虚胃痛之象。

治以益胃汤合芍药甘草汤加减。

益胃汤（温病条辨方）：方中用沙参、麦冬、玉竹养阴益胃，加花粉、石斛养阴清热，扁豆补脾，以佛手疏肝理气、泄火；配芍药甘草汤以酸甘化阴，柔肝缓急止痛。

如果胃脘灼痛伴嘈杂似饥，可选加左金丸。

亦可择用一贯煎，以养阴柔肝泄火：方中沙参、麦冬、生地、当归、枸杞子、养血柔阴；以川楝子疏肝理气泄火。可加花粉、玉竹之类，以清热养阴生津（茅根、芦根）。

如口燥嘈杂、不思纳谷、胃酸缺乏者，可加酸甘化阴之品，如乌梅、木瓜、石榴皮等。

如胃脘痛胀较著，有气机阻滞的现象，可酌加理气而不伤阴之品：如绿萼梅；代代花、佛手花、玫瑰花之类。

如大便燥结者，加入润肠通便之品，如郁李仁、火麻仁、白蜜之类。

按："甘凉濡润"的用药配伍，属于滋阴润燥之剂。治疗胃阴不足，以及肺胃津伤之证。因胃为阳土，性喜柔润，宜润宜降，清养胃阴，助其恢复，最为合法。这种用药，叶天士最有成就，亦可以说是首创者。胃阴不足，往往有胃病，或于热病之后，以及阳气偏旺之体。常用之药。

如：沙参、麦冬、花粉、石斛、扁豆、甘草、粳米、糯稻根、蔗浆、玉竹、梨汁、玄参、黑芝麻等。甚者可用生地、玄参、阿胶、牛膝、郁李仁、桃仁，滋养阴液，助其润降。随宜选择。叶天士把这种方法，灵活运用于胃阴不足，以及肺胃阴虚而又不能进以滋阴之药者，这就充分发挥了"甘凉濡润"的治疗作用。在《临证指南医案》中，有很多验案，可以取法。

临床上的"养阴生津"一法，这种用药配伍，实际上是"甘酸济阴"与"甘凉濡润"的综合运用，治疗病症亦是阴虚与津伤之间的轻重差异。如津伤重者即有阴虚，阴虚之轻者，亦仅是津伤，两者既有区别，又有联系，因此，在用药上，也是各有重点，而又每互相参合运用的。

六、瘀血停滞

主证：胃脘疼痛，甚者如刀割锥刺，痛点固定而拒按，舌质紫暗，或见红而有瘀点，脉弦涩或涩。

治法：活血化瘀，理气止痛。（久病、久痛）

由于气滞，而致血瘀，但无出血情况，如果出现络破血溢，而见吐血、便血者，应按血证中之吐血、便血论治。

胃痛反复发作，气滞久而致瘀血停滞，瘀血内阻，故胃痛如刀割或针刺样，痛有定处而拒按。瘀痛久，可以损伤络脉，以致血不循经而有吐血、便血之证。舌紫暗，脉涩为血瘀脉络痹阻之象。（但血瘀病人舌质并不一定有紫暗）

方药：失笑散合丹参饮为主。

失笑散中蒲黄、五灵脂，活血行气，祛瘀而不伤正。

丹参饮出《时方歌括》方，丹参味苦性微寒，苦能泄降，微寒清热，故能"活血祛瘀、除烦止痛"，配用檀香、砂仁以行气和胃止痛，故两方合用，对瘀血阻滞的脘腹疼痛效果较好。或桃红四物汤化裁，可以加延胡、金铃子以增强化瘀止痛作用，加甘草、白芍以缓急止痛。

临床上有用火炙刺猬皮、九香虫、乌贼骨、仙鹤草、鹿衔草等以化瘀止痛，又能活血止血。

由于瘀血日久之后，一般在活血止痛的基础上，要照顾到脾胃之气，需加和中之品，如四君子汤等，以防攻伐太过、损伤正气。

按：瘀血的形成（通常与心肺、脾脏有关），具体原因很多，"①有因思想病变而致者；②有因伤寒病延久而致者；③有因外伤跌扑而致者；④亦有由他经之病变而致者。"

瘀血的部位，亦很不同，①"有在胸部者；②有在胁肋膈下的；亦有瘀阻局部经脉肌肤者。

病程亦有新久之异：有新瘀、有久瘀。

病情亦不一致，"新瘀大都属实；久瘀又每虚实错杂；更有瘀而夹热者；瘀而挟寒者；气滞导致血瘀；血瘀气机亦之阻滞。（临床很复杂，出入亦很大）。（从略）

治疗方法：除前述之法以外，在活血化瘀方面：尚有虫类化瘀药：如虻虫、水蛭、蛴螬、䗪虫、山甲等。可根据具体病情，或因人而异、灵活配合。

如攻逐瘀血者，重点选用大黄、芒硝、牛膝、山甲、三棱、莪术等。

如仅需通络化瘀者，可选用归尾、桃仁、红花、旋覆花、新绛、丹皮、姜黄等。

至于虫类之类化瘀药，尤能搜剔络道之邪，对病久入络，瘀滞不宣者，用之亦效甚捷。

如行气活血，可选用川芎、延胡、郁金、香附、乳香、皮苷等。

①如清热化瘀，可选大黄、黄芩、黄柏、山栀，配合丹皮、赤芍等。

②如温通化瘀者，可选配干姜、炮姜、肉桂、桂枝、吴萸等。

③如用益气活血法，则于活血化瘀之外，配以益气之药，最常用以黄芪、党参等。或者亦可于补中益气汤中加用活血祛瘀药。

④如瘀血久留，干燥难消者，又可用滋阴化瘀法，即以熟的地黄、麦冬、阿胶、天花粉、藕汁等，加祛瘀药，滋阴润滑以消化之。

但须补充的，瘀血的病理，不但本身比较复杂，而且所出现证候，也是涉及多方面的。因此，活血化瘀的方法，不能局限于上述诸药，需要注意与其他治疗方法结合，从多有关方面综合治疗，才能更臻全面，增进疗效。

七、脾胃虚寒

〔主证〕胃脘绵痛，泛吐清水或带酸，食欲较差，神疲乏力，四肢欠暖，大便溏薄，舌质淡，脉细弱无力。

治法：温中散寒、健脾和胃。

该证型在临床上比较多见，其中大多属于胃及十二指肠溃疡。（胃脘隐痛、绵绵不断、喜暖喜按、舌淡脉细弱无力）

胃痛日久不愈，脾胃阳虚，运化失健，脉络失于温煦，故胃脘隐痛，喜暖喜按，食少，乏力。运化迟缓，水饮内停，以致胃气上逆，故吐清水。阳虚不达四肢，故手足不温。脾阳不振，运化失司，中气不足，则大便溏薄不实。舌淡脉细弱无力，为中虚有寒，脾阳不振之征。

脾胃虚寒的发作往往有二个特点：

1、气候冷与热的换变季节易于发作。

如三、四月，九、十月份。由于病体正气虚弱，天气突然由热转冷，或由冷转热，正气不能适应外界气候的变化，易于发作。

2. 腹痛往往在饥饿时发作：

一般（十二指肠溃疡）在饭后2小时左右（9、3）空腹发作，饭后胃充实，空腹时胃气虚，故于饥饿时胃的空虚而易发作。

脾胃虚寒的胃脘痛临床所见，一般有三型：

1. 偏于虚。　方：理中汤（参、术、姜、草）

参术同用以补益中气，干姜散寒，甘草和中。可加白芍，即芍药甘草汤以缓急止痛解痉。

2. 偏于寒。　方："建中汤"（芍、桂、草、姜、枣、饴糖）

本方有温中散寒缓急止痛的作用，是桂枝汤倍芍药加饴糖，其中桂枝、生姜温中散寒；芍药倍用，甘草、饴糖缓急止痛，重以缓和桂姜之辛烈。寒甚而痛甚加良附丸以加强散寒止痛的作用。

3. 虚寒并见：　方"黄芪建中汤"以温中补虚（温补脾胃）

即以建中汤加黄芪，以加强补虚益气的作用。

小建中汤和黄芪建中汤都有饴糖，如出现泛酸或有湿邪，苔腻者不能用，因饴糖能助湿。

①如胃痛较剧：可加附片或延胡、金铃子（增强行气止痛，温中散寒）

②如气滞作胀：可加苏梗、香橼、枳壳等以理气消胀。

③如嗳噫者：加旋覆、橘皮、代赭石以降逆止噫。

④如泛酸者：去饴糖加左金丸、瓦楞子、海螵蛸以止酸。

⑤如纳少差：神曲、鸡金、谷麦芽等以消食健脾。

本证经治疗后，痛势减缓，症状消减，应以健脾理气的香砂六君子汤合黄芪建中汤善后治疗。

⑥如合并出血（便血黑便）则以按血证论治。

要注意精神因素调治；饮食上宜易于吸收而富于营养；服药宜在疼痛发前一小时左右为宜（宜温服，痛有定时者）

按：脾胃虚寒之胃脘痛的临床证状有：喜温、痛有定时、神倦、畏寒、喉泛清水、大便易引发（常溏薄），都与现代认识的溃疡病相符。由于属于虚寒证，因而基本治法应该是温养中焦。所以在临床上一般采用"黄芪建中汤"为基本方，根据不同程度和兼证给予加减治疗。但黄芪建中汤系脾病方剂，为什么选用于胃病？这里有个理由：①脾胃相为表里，一阴一阳，一升一降，性质不同，但作用是统一的。我们习惯于属于肠胃中的热性、实性的病变属于胃；虚性、寒性的属于脾。所以不仅（胃脘痛）应属于胃，而且着重在脾。②其次，所谓虚寒，多指脾阳虚弱，所以用药也偏重于脾脏。这两点也很重要，因为治胃和治脾的方法有很大的出入，一般治胃主通，治脾主补。治寒邪和虚寒也不同，治寒邪主温散，治虚寒主温养。本型主要病机为脾胃虚寒，治疗原则以温养中焦为主，适当地照顾到兼证。

在使用黄芪建中汤时应兼证变化而化裁。

比如：生姜性辣，刺激性较大，可改用炮姜炭，取其温中不燥，并能止溃疡出血；饴糖本为主药，对胃酸有影响，有胀满兼证的更不相宜，可少用或不用；甘草补中亦能壅气，如过服而饱嗳，亦当少用或停用。

在这基础上，如出血加当归；气虚明显可加党参；畏寒肢冷，可加熟附片。此外，因受寒或食生冷引起复发，可加重桂枝，或加荜拨、香附；因脾虚生湿生痰，可加陈皮、半夏，湿重的可加川朴、蔻仁；因怒气痛剧或胁痛，可加青皮、郁金等。

在临床上，常有不少患者，受情志、饮食和气候的影响，比如这几天嘈杂、嗳气较明显；过几天减轻或消失，再几天又可能出现，疼痛也是如此，这几天可能是刺痛，过几天又是隐隐作痛，这说明胃溃疡在某一阶段或某种因素影响下，可以"挟气"、"挟食"、"挟湿"等，而出现这些兼证，与主要病因病机并不矛盾，治疗时可随证加减，这时也可暂且先治其标证。总的是掌握本质，引清主次，区别它的一般性和特殊性（个人意见，仅供参考改正）。

总的以上几个型类，其发生疼痛的特点各有不同。胃寒痛：其痛暴作痛剧，得热则减。食滞：胃脘胀痛拒按，嗳腐吞酸。肝气郁结：胃脘胀痛，攻窜不定。肝胃郁热：胃脘灼痛，痛势急迫。胃阴不足：胃脘隐隐灼痛。瘀血停滞：胃脘刺痛，痛有定处。脾胃虚寒：胃脘隐痛，绵绵不断，喜暖喜按。

由于胃脘痛以上各型，往往不是单纯出现或一成不变，所以在临床上也常常"虚实并见""寒热错杂"，所以在临症时必需详查细审，辨证施治方法。（个人肤浅认识，供参考和批判）

复习题：

1、简述胃脘痛的病因病机？

2、你在临床上对脾胃虚寒证有何心得体会。

5·2·1 五运六气病机学说

五运六气即是运气，又就是一般所讲的运气学说。它是以阴阳五行学说为基础，研究四时气候变化规律及其对人体影响的一种理论。人是生活在自然界中，个体与外界有密切的联系。因此，祖国医学在诊断病情和治疗方面，不仅注意病人身体"内在的变化"，而且还注意到"外界气候变化"对于人体的影响。在医学上研究运气的目的，就是用以预测每年的气候变化和发病情况，以便研究"致病的因素"有助于临床诊断和治疗上的参考。

自王冰注释《黄帝内经素问》补入七篇大论：《天元纪》、《五运行》、《六微旨》、《气交变》、《五常政》、《六元正纪》、《至真要》等七篇，以及《刺法、本病》两遗篇，使运气学说得以流传。其主要内容：就是讲述天体的运动，气候的变化，以及气候变化的"太过与不及"的情况，对于人体的影响，从而说明某些疾病的病理机制等问题。

浙江中医学院 第12页

刘完素悉心研究运气，对这一学说十分重视。认为他说《素问·六节藏象论》："不知年之所加，气之盛衰，虚实之所起，不可以为工矣"。对此非常赞赏，对运气十分重视。

1. 对五运六气的认识

刘完素在"重方药、轻理论"这样的不良环境中，亦能钻研前人理论，通过自己的实践经验，创立了具有一定特点的实有指导意义的学说，历来医家，都一致认为河间是善于运用五运六气以论证疾病。认为河间论病，首重五运六气。认为研究医学就必须研究五运六气。认为他说，经云："治不法天之纪，不用地之理，则灾害至矣"。故而他研究运气，着眼于结合临床，以解决临床实际问题为目标的，并不仅仅局限于运气理论上的阐发，重视一年四时六气的变化。

总的是认为人体的生理、病理与自然环境的变化，两者虽有不同，但自然界的变化对人体生理活动和病理现象，又有极为密切的影响。研究医学不能忽视自然界的变化

(春温、夏热、秋凉、冬寒)

规律，都必须和自然界中联系起来进行研究。

①指出五运六气的变化，对人体疾病的发生有密切关系。

其次，刘河间还认为，自然界的变化固然对人体疾病的发生和发展有着极为密切的影响，但是在《素问病机气宜保命集·原道》中指出："主性命者在乎人"，"修短寿夭，皆自人为"。说明人在自然界中，有其独立主宰的能力，生老病死的根本原因，不能从人体以外去找。因此他又反对那种认为人体疾病的发生和发展，完全受自然气候变化支配的片面观点，批判了刘温舒《素问入式运气论奥》的说法，当以某年、月、日主某气，发生某病，应以某药主治等机械的论点。（陆九芝亦然：泻火扶土、抑木济水）。他指出如果这样的研究，只能得出"矜己惑人而莫能彰验"的荒谬结论。

②又认识到人体本身内在条件与疾病发生的密切关系。

（说明他是客观的，是唯物论）。

说明他对运气的认识是较为客观，并且把运气学说与病理结合起来，在病机上有所阐发。

但必须指出，刘完素所讲的运气与一般所讲的运气学说，其内容有所不同。运气学说内容包括主运、大运；主气有主气、客气。在《原病式》中，刘河间只承认有小运、主气；而对大运和客气往往不及。自然界气候变化的规律是客观存在，至其论述主病，只举五脏之属五运（木火土金水；肝心脾肺肾）实际上即五行；论六气病，亦但举五脏六腑之应六气，与"统岁""加临"全不相干，这是他与一般所说的运气学说的不同之点。其所以如此，主要是他重视理论联系实际的问题。（我们的看法是这样）

③河间吸取"运气学说"的合理内容。

我们从实际出发来看"主运（小运）与主气"，对于疾病的发生，确有一定的联系。"大运与客气"，《内经》常提此说，都难以信用。"河间讲主运不讲大运，论主气不及客气"，正是有鉴于此。所以，河间对于运气学说，只是吸取其合理的内容，阐发人与自然息息相关的思想。（大运客气，应该批判）

（[illegible]）

2、运气学说的运用

(1)运气与脏腑结合，从中推求它们相互之间的关系：

刘河间综合《内经》"人与天地相应"的理论，在王冰五脏本气认识的启示下，认识五运六气的变化，对于人类疾病的发生有着密切的关系。故而指出在正常情况时：

①木主春，在六气为风（温），在人体为肝；②火主夏，在六气为热，在人体为心；③土主长夏，在六气为湿，在人体为脾；④金主秋，在六气为燥（清），在人体为肺；⑤水主冬，在六气为寒，在人体为肾。

这是在正常情况下的相互联系。如果发生了变化，则①"肺本清（燥），虚则温"；②"心本热，虚则寒"；③"肝本温，虚则清"；④"脾本湿，虚则燥"；⑤"肾本寒，虚则热"。这样从五运六气之中，与人体脏腑联系起来，那末从"温清寒热"之中来观察每一脏气的虚实（即变化），才不致片面地认为热为实、寒为虚，热为心、寒为肾。刘河间说"叔世不分五运六气之虚实，而一概言热为实而虚为寒，彼但知心火阳热一气之虚实，而非脏腑六气之虚实也。"又说："凡明脏腑诸气，不必肾水独当寒，心火独当热"。这就是说，疾病的虚实寒热"必须全面地从脏腑六气之间的相互关系中去认识"。这样，从脏腑的寒热虚实情况之间的变化，根据其六气属性的特点，就可以了解其正常与失常了。

所以在他的《素问玄机原病式》中的五运六气，指出"五运主病"，"六气为病"各节，都紧密地联系着五行、四时、五脏、六腑和"亢害承制"诸说，就完备而系统地说明了刘完素对五运六气的运用是与脏腑联系起来，"全面地从变化关系中去分析"。

〔他这种理论就是从六气与脏腑关系上论虚实，如果结合每脏腑生理上真异之寒热虚实，则更能全面的了解脏腑的虚实情况了。〕

②说明脏腑六气之间，存在着相生相制的关系。

刘完素对于五行（金木水火土）的看法，在《原病式》中说："五行之理，递相济养（指五行相生），是谓和平，交互克伐（指五行相克），是谓兴衰，变乱失常，灾害由生"。

这是进一步说明任何事物的内部联系，都存在着相生、相制的关系，人体也不例外，生理的状态则是"五行更相和平"；病理的状态，则是"五行交相克贼"，也就是人体内部五运六气的兴衰，正是从这个根本观点出发，他把"病于五脏之病主于五运"、"六气为病应于脏腑"来阐述运气兴衰变化之理。

例如：土旺胜水，水不能制火，则火化自甚，就会发生——胃痛、吞酸、咳嗽、疮疡等属"热"的病证；

火旺胜金，金不能制木，则木化自甚，就会发生——眩晕、痉挛等属"风"的病证。

（木旺胜土，土不能制水，则水化自甚，就会发生——痰饮、逆冷等属"寒"的病证。）

说明这些病变，不止皆由"本气兴衰"的直接结果，"六气互相干而为病"者，尤为常见。因此，在临证时必须以五行生克关系来理解病理的变化，这就是说明这一点。

③提出运用五运六气作为疾病的分类纲领：

刘完素运用五运六气作为疾病的分类纲领。他提出的理由，还在于"比物立象"，现象不能离开实体，"象"、"必然来源于物"，有物才有象。六气有它的实体，自属于物。刘完素所说的"比物立象"，是指随时随地与人们的外环境有密切联系的五行，以及正常的或非常的四时不断变换的六种气候，认为他认为疾病变化虽然繁复多样，而其变化机理，都可以用五运六气来概括。（五运主病，六气为病）。

他在《原病式》中所说："盖以比物立象，详论天地运气造化之理，虽未备论诸疾，以此推之，则识病六气阴阳虚实，几于备矣"。

因此，他把"病机十九条"中五脏病机，统归于五运中，归纳为"五脏主病"。

如，诸风掉眩，皆属肝木；诸痛痒疮，皆属心火；

诸湿肿满，皆属脾土；诸气膹郁病痿，皆属肺金；诸寒收引，皆属肾水。虽较病机十九条原文，仅加入木、火、土、金、水诸字样，然这是刘氏创造性的运用五运作为疾病分类的纲领，使运气学说与临床实践结合在一起。

其它病机皆分别归纳为风、热、湿、火、寒，并增列"诸涩枯涸，干劲皴揭，皆属于燥"一条，以成为"六气为病"的一类。

①涩——物湿则滑泽，干则涩滞。燥、湿相反故也。如遍身中外涩滞，皆属燥金之化，故秋脉濇，濇，涩也。②枯——不荣生也。③涸——无水液也。④干——不滋润也。⑤劲——不柔和也。春秋相反，燥湿不同故也。大法燥之为病，多兼于热，故《易》曰：万物者，莫熯乎火。今言渴为燥，则亦备矣。

⑥皴揭——（春皮裂）皮肤启裂也。（乾为天，而为燥金；坤为地，而为湿土；天地相反，燥湿异用。故燥金主于紧敛，所以秋脉紧细而散；湿土主于纵缓，所以六月其脉缓大而长也。

於地湿则纵缓骨痹；乾则[坚敛燥涸，皴揭之理。风乃见焉。俗云：皴揭而为风者，由风能胜湿，而为燥也。]

但这种使运气学说与六气相合，并将脏腑病机、六气病机、与运气学说结合在一起，使错综复杂的诸般病证统归于十一类（五运六气），可谓纲目並举。说明河间创造性地运用了五运六气，作为疾病的分类纲领，不但有较强的系统性，便于临证时掌握，而且从病机的提示中，对诊断治疗也有很大的启发。

当然这种分类方法，是强拉五运六气，从全面性来讲，是不能概括一切疾病的。说明他的学说不可避免地带着一定的局限性和片面性，他只能用“比物立象”的方法来说明病机，以人身之疾病与自然现象作对比，难免有牵强附会之处。

（但从河间的分析病机来讲，贯通五运六气，脏腑经络学说，分为十一病类，也可谓纲举目张了。）

第二章 脏腑

脏腑是内脏的总称。祖国医学中关于脏腑的理论，称为脏象学说。它的内容相当广泛，包括人体各内脏的解剖、生理、病理和辨证施治原则等许多方面，是中医基本理论的重要组成部分，在临床实践中有较普遍的指导意义。

本章主要介绍各脏腑的生理功能和病理表现，至于脏腑的辨证施治原则，将在第六章中讨论。为了便于学习，在分述各脏腑内容之前，先讨论脏腑学说的主要点。

一、脏腑的类别

脏腑是内脏的总称。根据各脏腑的形态和功能，可以将脏腑分为三类。即是：五脏、六腑、奇恒之腑。

1. 五脏——心、肝、脾、肺、肾，合称五脏。

2. 六腑——胆、胃、大肠、小肠、膀胱、三焦，合称六腑。

"五脏的生理功能是生化和储藏"精、气、血、津液、神"为一般功能"；而精气血津液都是构成人体的基本物质。

"六腑的生理功能是受纳和腐熟水谷，传化和排泄糟粕

第 1 页

第一节 脏腑

一、五脏

（讲义10页）

（一）心

心位于胸中，这是心的解剖部位。与现代医学解剖部位相同。心包又称心包络，是心脏的外围组织（包膜），有保护心脏的作用。心包的生理和病理都和心有联系，没有独立意义，故附于心，不再单独介绍。

心的主要功能是：

1. 主血脉——推动血液在脉管中运行。

2. 主神——主管人的精神、思维活动。

3. 开窍于舌——舌为心的外窍，心的功能正常与否，可以从舌表现出来。（心中的别络都上通于舌。手少阴经一系舌。）

心为十二经中的手少阴经，其经络下络小肠，与小肠相表里，以后学了经络和脏腑时，再谈这个问题。

1. 主血脉、“其华在面”

主：主管，或主持的意思。血：指血液，是营养人体的重要物质。脉：指脉管，是血液运行的通路。

血是营养物质，脉是人体的体表组织，又是奇恒之腑。

（皮肉脉筋骨）

例如：心血不足，则舌质淡白；心火上炎，则舌尖红或舌体糜烂；心血瘀阻，则舌质紫暗或现瘀点、瘀斑；热入心包或痰迷心窍，则见舌强语謇。正因为心的生理功能、病理变化都直接影响到舌，故有"心开窍于舌"与"舌为心之苗"的说法。

开窍于舌
- 生理——心之别络上系于舌，心血上荣于舌，舌质红润
- 病理
  - 心血不足——舌质淡白
  - 心火上炎（阴虚）——舌尖红或舌体糜烂
  - 心血瘀阻——舌质紫暗或现瘀点、瘀斑
  - 热入心包、痰迷心窍——舌强语謇（风痰、热、阻滞心络）

附：心包

心包又称心包络，是心脏的外围组织（包膜），有保护心脏的作用。心包既是心的外围组织，故邪气犯心，常先侵犯心包。正如《灵枢·邪客篇》说："故诸邪之在于心者，皆在于心之包络。"指出外邪侵犯心脏时，首先侵犯心脏的外围心包络的部位上（心包代心受邪）。实际上，心包受邪所出现的病证与心是一致的，如温邪内陷出现神昏、谵语等心神的症状，称为热入心包。实际是一致的，故附心包，不再单独介绍。不过在

第 21 頁

(二) 肺

肺的部位在上焦胸腔之中，上与喉咙相连，喉为肺之门户（气道），其经脉循喉咙而出。开窍于鼻（肺的功能反映于鼻）为气体出入的地方。由于肺的经脉下络大肠，一脏一腑的经脉相互络属，所以肺与大肠相为表里。

〔表里的含义有三：①人体上的区别：体表和内脏。②症状上的区别：表证、里证。③脏腑的配合，对功能作用上的相互联系。〕

肺的主要功能：

1、主气：是指主呼吸之气，和主人体一身之气。

2、主宣发与肃降。肺有宣布发散、清肃下降的功能，能使气血津液运行全身的作用。

3、主皮毛，通调水道。是指肺与皮毛密切有关，~~通调水道是指~~起肺有促进和维持水液代谢平衡的作用。

4、开窍于鼻。鼻为肺之外窍。鼻是呼吸气出入的通道。

综观肺有上述的这些功能，所以不仅是指呼吸系统，还与水液的调节，气血的运行和皮肤、卫表等功能有关。因此，在临床上呼吸系统的疾病大多从肺治；一部分水液代谢、血液循环方面的疾病，外感表证和某些皮肤病，也采用治肺的方法治疗。

1、主气、司呼吸

肺主气，司呼吸，包括两个方面，一是指肺的呼吸功能，二是肺与宗气的生成，有直接关系。即指呼吸之气和主一身之气。

(1)主呼吸之气

肺主呼吸之气，是说肺有司呼吸的作用，是体内外气体交换的场所。“司”，“管理”之意。对肺管理呼吸的认识，中医与现代医学基本上是一致的。

人体通过呼吸的作用，使体内之气与自然界之气发生交换，呼出体内的浊气（二氧化碳），吸入自然界的清气（氧气），“吸清呼浊”，这一吐故纳新，气体的交换过程，就是一呼吸。使体内之气与自然界之气不断地进行交换，维持人体清浊之气的新陈代谢。所以自然界的清气被吸入，体内的浊气被呼出，主要由肺来完成的。故前人说肺主呼吸之气。所以《素问·阴阳应象大论》说：“天气通于肺”。指出自然界天空中的精清之气，是通于肺的。

(2)主一身之气

一是指肺主一身之气，肺主气，除了指肺的呼吸功能

第 2 页

（病理上：肺气不足，宗气亦虚，则无力运血，以致血脉瘀阻，从而出现胸闷、气短、心悸、唇青舌紫等症。心气不足，心血不振，血脉运行不畅，也会影响肺的宣降功能，而出现咳嗽、喘息、气促、胸闷憋气等症。心脉痹阻，心阳不振，肺失宣肃）

附：几个有关问题。

一、肺朝百脉：

（心与肺、血与气，是互相依存的）

"朝"，朝会、朝向。全身的血脉会合于肺，实际上是说明心、肺的共同作用。因肺气（宗气）有贯心脉的作用，百脉又朝会于肺，所以肺与心在生理上的联系是十分密切的。我们常说："气为血帅，血为气母，气行则血行，气滞则血滞"。由于血的运行有赖于气的推动，气也必须依血的运载，才能敷布全身。这些理论，对临床上来说，对血脱而气亦随之而脱的病证，在治疗上又有血脱益气，补气摄血的独参汤。对血瘀患者，活血药与理气药同用，更能促进瘀血消除，这就是"治血必先行气"。

二、肺为娇脏：

①由于肺位最高，②且与自然环境呼吸相通，③不仅易受外邪侵袭，④而且不耐药味之偏，故有"肺为娇脏"之说。所以治肺用药宜"轻清"，不能过于重浊。所谓"治上焦如羽，非轻不举"。也不能过于刚燥，以致损伤肺阴。

三、肺病的虚实：

肺的病证虽有多种表现，但总的可概括为虚实。

外邪犯肺而产生的咳嗽、气逆，为实证；

肺的虚证，是肺阴虚和肺气虚（注意：肺气虚并阳虚亦常有，而不指肺阳虚，这是习惯的称法）。肺气虚的临床表现为少气、短气，又是生成气、血的物质基础，而饮食水谷的运化又须由脾胃主管，通过脾的运化功能，将食物中的营养物质输送到全身各组织，以维持人体的正常活动，这种营养物质为化生"气血"的物质基础，所以有脾为"气血生化之源"。

《灵枢·决气篇》说："中焦受气取汁，变化而赤，是谓血。"说明血液是同样来源于饮食水谷，由水谷所化的营气和津液相结合，通过中焦的气化作用，入心变化而成的。

饮食水谷 — 中焦气化 〈 水谷之精气（营）/ 津液 〉（入心化赤）血 — 行于脉中

由于脾是"气血生化之源"，在完成消化系统运动中起着很重要的作用。同时脾的运化是生命活动的物质基础，对维持人体的生命活动，以及保持正常的"生长与发育"关系很大，所以古人认为脾是"后天之本"。即是说人出生后，脾是人体"后天之根本"。这也说明了在人体机能活动中，脾是比较主要的一个脏器。

脾的这种运化功能很强的话，在临床上习惯地称为脾气"健运"。所以只有脾能健运，则消化、吸收、运输的功能旺盛；如果由于某些原因，产生脾不健运（脾失健运、脾运不健；脾主失职、脾失其运职）影响了脾的消化、吸收、输布精微等功能时，往往会引起：

第 3 頁

过程，是肺气的宣发肃降和脾气的运化水液功能共同来完成的。由于脾的这种运化水液的功能，能使体内各个组织，既能得到水液的充分濡润；又不致有水湿的潴留，从而维持着人体内水液代谢的平衡。

因此，我们可以知道，体内水液的代谢，不仅与肺脏的宣发、肃降作用密切相关，而且还受到脾主运化水液机能的重要影响。故而脾脏功能正常，是保持水液代谢正常的重要条件。（当然还有肾、膀胱、三焦等的配合，以后再说）

所以脾吸收水谷所化的水液（津液），上输于肺，而输布到全身各组织；另一部分通过三焦到肾，下达膀胱，化成尿液排出体外。这样保持人体内水液代谢的平衡。

（经过肾中阳气作用）

水饮→胃→脾→肺→全身各部分
　　　　　　　　↓
　　　　　　　　肾（膀胱）→排出体外。

相反，如果脾运化水液的功能失常，往往会出现水湿潴留的病症，而湿邪又易致脾脏发病。（如上述，脾气充旺，则水液运化正常。）

"脾喜燥恶湿，（胃喜润恶燥）"的说法。脾能运化水液，脾气充足，则水液运化正常。因此，湿邪容易犯脾；而脾虚也易生湿。

如脾气虚弱，水湿不停，就会出现头重、肢体困重、脘腹胀满等。而脾为湿困（湿困脾阳），在治疗上常用“芳香化湿，苦温燥湿”一类药物，以恢复脾的运化水湿的功能，可达到治脾的目的。故有“脾喜燥恶湿”之说。（适用于平胃、参苓白术散、藿香正气散等）。

湿：——有内湿、外湿之分。

内湿——脾虚失运，水湿内停（湿从内生）

（小便不利、腹胀、脉濡、泄泻、胸闷、纳呆、痞满、浮肿、口淡不渴、舌胖、苔白腻、脉濡缓等）

外湿 ①受寒之时，淋雨涉水、雾露潮湿之邪侵入人体。
②长期居于潮湿环境而受湿。

（头重、表湿、恶寒、发热、身重疼痛、胸闷、不渴，湿痹（关节）酸痛沉重麻木）

水湿停留——指体内水湿（液）停滞，由于脾虚而不能运化水湿所致。临床表现：痰饮、水肿、泄泻、腹胀、白带等。

所以水湿凝聚结而成为“痰饮”。

由于脾虚不能运化水湿，不能正常输布津液，而湿停滞而成“内湿”，凝聚而成“痰饮”。临床表现：痰多稀白，胸闷或恶心，喘咳，苔滑腻等。

痰——稠厚者为痰；饮——清稀者为饮。是稠清（浓度）之别。

（湿聚为水；水聚为饮；凝而为痰。而饮与痰变之有所不同。水湿、饮痰，本是一家，本为体液积聚而成。

① 水湿凝聚为痰为饮。

第 6 页

如果说，脾失健运，水湿内停，而凝聚（停聚而积）以成痰；

所以，脾虚生痰，湿聚成饮。（张景岳 全书痰饮）

故又有"脾为生痰之源"，"肺为贮痰之器"之说。（[illegible]）

〔脾与肺的关系，主要表现在津液的输布方面。

脾主运化津液，肺主通调水道，人体的津液由脾上输于肺，再通过肺的宣发与肃降而布散于周身及下输膀胱。

如果脾失其运，则水湿停聚，就会酿湿、生痰，甚至聚水而为肿，犯肺上逆而为喘咳等证。所以有"脾为生痰之源，肺为贮痰之器"的说法。临床上治疗痰饮咳嗽，常以健脾燥湿与肃肺化痰同用，就是根据这个理论。〕

痰饮——是根据病因和症状而定名。（[illegible]）

是泛指体内水液输布不利，停积于体腔、四肢等处的一类疾病。

由于产生因素不同，停饮部位不同，出现症状不同，故而有不同的名称和区别。

溢饮——水行皮下，四肢浮肿，（皆类水肿）（为桂枝、越婢、金匮肾气丸）

支饮——水停胸膈，上迫肺气，咳喘胸闷，不能平卧（小青龙汤）

悬饮——胁痛，咳唾引痛（胁下），转侧、呼吸均牵引作痛（控涎丹、十枣汤）

痰饮——心下满闷，不欲饮食，胸脘下部胀满，或水走肠间，沥沥有声，夜间口舌干燥（甘遂半夏汤）。

② 溢于肌肤而为水肿

脾失健运，水湿内停，泛溢于肌肤，不能外泄，产生水肿，如脾虚水肿。（防己茯苓汤）

上焦，肺主通调水道；中焦，脾主运化水湿；下焦，肾主水液气化。

临床上治疗腰以上肿的（水肿），多用的"宣肺发汗法"。

腰以下肿的，多用"通阳利水法"。

腰部水肿的，多用的"健脾利水法"。（五皮饮、实脾饮之类）

就是根据上中下三焦气化功能失职的所采取的治疗法则。（张景岳语）

③ 流注肠道而为泄泻　　（胃苓汤、参苓白术散）

脾失其运，不能升清降浊，以致清浊不分，混杂而下，并走肠道，形成泄泻。故亦称"脾虚泄泻"。（参苓白术散）。

以上都是脾虚而不能正常运化水湿所产生的病证和发病原理。在治疗上当以"健脾化湿"为主。故内经《素问·至真要大论》说：

"诸湿肿满，皆属于脾"。这说明是水湿潴留所引起的浮肿（或皮肤肿胀）；满是腹内胀满，胸闷不舒等病证，大都与脾的功能失常有关的。所以我们在临床上对这类疾病的治疗，常常是从脾的功能方面来加以考虑的。（但是由于脾主运化水谷精微和运化水湿两方面的作用是互相联系的。因此，脾的运化功能失常，两方面的病理表现常同时出现。）（略）

在临床处理上，对此种疾病的治疗（出血），都采用"补脾"的方法，使脾气健旺（黄土汤、归脾汤），发挥其统血的功能，则出血自止。中医称为"补脾摄血"，"引血归经"（归脾）。就是这个意思。"治血先治脾"，是治疗慢性出血的一个法则。

主统血〈 生理—统摄血液，循经运行于全身
病理—血不循经（出血）—便血、崩漏、衄血、紫斑等

3、主肌肉、四肢

(1)主肌肉

肌肉有保护内脏的作用。《素问·痿论》说："脾主身之肌肉"。指出脾是营养肌肉的。肌肉的功能是由脾运化水谷精微的功能决定的。脾的作用，脾能运化水谷精微，以营养肌肉，营养充足，则肌肉丰满壮实。

《素问集注·五脏生成篇》的注解说谓"脾主运化水谷之精，以生养肌肉，故主肉"。说明脾胃运化功能的正常与否，关系到肌肉的丰满壮实与瘦削萎缩。

〔脾气有损，可使胃的津液干涸，而口渴，肌肉麻痹不仁，发生不知痛痒的肉痿〕

主肌肉〈 生理—肌肉丰满壮实
病理—肌肉瘦削萎缩

第一节 经络脏腑。

第二节 气、血、津液

脏腑是人体生命活动的主要组织。"气、血、津液"是人体生命活动的主要物质基础。它是依靠脏腑的功能活动而转化和生成的，所以又是脏腑生理活动的产物。从而保证人体新陈代谢的进行，构成机体和生命活动。

气——构成人体和维持人体生命活动的精微物质；以及推动脏腑组织器官的生理功能活动。

血——是流于人体血管内流动着的具有营养作用的红色液体物质，又就是指血液。（它是由精气所化生的）

津液——是指人体内一切正常水液的总称。又包括汗、唾、尿、液、等等各种分泌物在内。

气、血、津液，运行于全身，输布和滋养到了脏腑、器官、组织，以进行生理活动，对于人体的"生长、发育、衰老、死亡"和疾病的发生发展，都有密切的关系。

所以人体生命活动主要是依靠脏腑的正常功能。而脏腑功能的正常活动，又依赖于气、血、津液的物质基础，它们是互相依存、互相作用的。

第 1 页

一、气

祖国医学有关"气"的理论，散见于各种著作和有关医案中，被广泛地用来"解释人体的物质代谢和机能活动"。

由生理、病理到临床，由病因病机、到治疗，都贯穿着"气"的问题。在生理上有气化作用；在病理上有气机紊乱及气血失调；在临床上有气虚、气滞、气逆等多种证候；在治疗法则上，则有调理气机。我们现在讨论的主要讲"气"的生理方面的作用。

气——是古代劳动人民对自然现象认识的一种朴素的唯物论观点。这种观点认为天地间一切事物，都是由"气"构成的，并且常常不断地进行运动和变化。这种观点被引用到医学中来，就认为"气"是构成人体的基本物质，并成为解释人体生命现象和生理活动的理论基础。

认为"气"是构成人体和维持人体生命活动的基本物质之一。它是通过脏腑组织的机能活动反映出来的。

《素问·宝命全形论》说："人以天地之气生，""天地合气，命之曰人。"指出人是依靠天地之大气和水谷之精气而生存；一个人的生活，和自然界是密切关联的。这即是说人是物质的，是靠天地之气而生存的。

《素问·六节脏象论》又说："气和而生，津液相成，神乃自生。"这说明清气与五味的谷气两相结合，就能产生津液，润泽脏腑，补益精髓，因而神气也就自然健旺了。所以"气和而生"，更说明了人的生命活动是以气为物质基础的。

在中医学里的"气"，除了指人的呼吸之气（大自然的清气），和水谷精气外，更重要的是包括了人体功能活动的含义。（在人体脏腑组织各种不同的机能活动）。因此，后世医家之"气"的含义又常指"功能活动的动力"。

(1) 气的含义 （[illegible]）

气——一般是指推动组织器官生理活动的基本物质，它的含义有二：

1. 构成人体和维持人体生命活动的精微物质。如水谷之气、呼吸之气等。（广义）

2. 脏腑组织的生理功能活动。如脏腑之气、经脉之气等。（狭义）

〔五脏之气、六腑之气，代表肺功能的一部分肺气，代表胃功能的叫胃气等〕

但二者是相互联系的，前者是后者的物质基础（水谷、呼吸），后者是前者的功能表现（脏腑）。

第 3 页

第七章　预防与治则

预防与治则是中医治疗学中的两个方面，本章把预防与治则分为两节编写，体现着“先防后治”和“防重于治”的精神。

第一节　预防

预防，就是采取一定的措施，防止疾病的发生与发展。

“预防为主”是我国卫生工作的大方针之一。一九五〇年八月，第一届“全国卫生会议”，确定了“面向工农兵”、“预防为主”、“团结中西医”为卫生工作三大原则；1952年12月，第二届“全国卫生会议”又确定了“卫生工作必须与群众运动相结合”的原则。其中“预防为主”，是卫生事业的方针和工作方法的问题。

祖国医学关于预防方面，最初是在（秦汉时代的医家们）《内经》中就有了“治未病”的思想，强调“防患于未然”。《素问·四气调神大论》说：“不治已病，治未病，不治已乱，治未乱。……夫病已成而后药之，乱已成而后治之，譬犹渴而穿井，斗而铸锥，不亦晚乎?!”

杭州东风印刷厂印制　(76.7)　　第 1 页

第二节　治则

治则，就是治疗疾病的法则。也即是治疗疾病的一些原则。它与方剂学上的治疗方法不同。治则是"概括性的"，治疗方法是"具体化的"。

治则的基本精神，是建立在"整体观念"和"辨证论治"的基础上的。所谓整体观念和辨证论治，前是从四诊收集的客观资料为依据（从表到里，从上到下，从脏到腑），对疾病进行全面的分析、综合、判断，按着针对不同病情而制订出各种不同的治疗原则。但各种病证从"邪正"关系来讲，离不开"邪正斗争"、"消长盛衰"的变化，因之，"扶正祛邪"即为治疗总则。虚证要扶正，实证要祛邪；虚证用补法，实证用泻法。（这是治疗原则）。在"补虚"的治疗总则下，又有益气、壮阳、养血、滋阴及分别补五脏阴阳气血等治法；在祛邪的治疗总则下，又有发汗、涌吐、攻下、利小便、导痰饮、祛瘀血、破癥块等方法。这些就属于具体的方法。（也即针对指标的具体措施。）

痿论篇第四十四 （88页）

痿：四肢萎弱，举动不利。从本篇内容来看，致痿的原因很多，有外感、有内伤、有偏热、有偏湿；而五脏之热，尤其"肺主之热"是首要原因，所以提到"痿证的根源在肺"。肺主气，营卫统通过宗气运行。四肢之痿，首先是由于肺气伤，气不能达于四肢，精液不能营养四末，而致肢体痿废。提出治痿独取阳明的治疗原则。因胃为气血生化之源，肺之精气来源于脾胃，故"治痿独取阳明"，使阳明水谷之精微不断充盛于肺而濡养四肢。

痿证之的概念是身体软弱（"四肢软弱无力"），手不能握、足不能行。本篇以五脏配合五体的理论，分别论述了痿躄、脉痿、筋痿、肉痿、骨痿等五种痿证的病因、病理、及其辨证和治疗。所以篇名叫做《痿论》。

（本篇可以分三节来讨论。）

本篇可分三节来加以讨论：

第一节：〔原文〕 △

黄帝问曰：五脏使人痿，何也？岐伯对曰：肺主身之皮毛，心主身之血脉，肝主身之筋膜，脾主身之肌肉，肾主身之骨髓。故肺热叶焦，则皮毛虚弱急薄①，著②则生痿躄③也。心气热，则下脉厥而上，上则下脉虚，虚则生脉痿，枢折挈④，胫纵而不任地也。肝气热，则胆泄口苦，筋膜干，筋膜干则筋急而挛，发为筋痿。脾气热，则胃干而渴，肌肉不仁，发为肉痿。肾气热，则腰脊不举，骨枯而髓减，发为骨痿。

〔词释〕 ①急薄：是形容皮肤干枯的形象。

②著：留而不去的意思。张景岳："在外则皮毛虚弱而为急薄，若热气留著不去，而及于筋脉骨肉，则病生痿躄。"原本"著"字后断句。今从诸注家将"著"移入下句。

③痿躄："躄"，两足萎废不能行。痿躄，是手足痿废之通称。

④枢折挈：挈，提挈的意思。四肢失养，关节运动不灵，不能提挈，如枢纽之折，故曰"枢折挈"。（是关节不能随意举动）

浙江中医学院　第2页

提要：说明五痿的成因、症状以及与内脏的关系

这里提出五种不同的痿证，但有一个共性，即气分有热，损伤津液，以致津液不能运行四肢。故气热伤津是痿证之主要原因。

痿证分五脏，为何五脏都会出现痿证？

肺的功能是输布精微，濡养五脏（六腑）间皮、脉、筋、骨、肉。肺主皮毛。今肺气热，肺气大热，则肺叶枯痿（肺的津液受伤），从而失去宣布和濡养，故以气虚则肺热叶焦，在外则皮毛虚枯，故皮肤干枯不润泽。如果邪热留而不去，影响到筋脉骨肉，则便产生痿躄，即四肢痿废不用的病症。

（痿躄：临床表现为四肢软弱无力为主症，尤以下肢痿弱，足不能行者多见。）

心主血脉，心气热，则心火亢盛，火性上炎，则在下之气血，随火逆而上行（厥而上行），气血上行，则下脉空虚，（虚或下虚），而影响心主的血脉，在上有热，在下营血虚不能荣养经脉，故痿

从心所主的血脉多出，心脉外迫于四肢关节，失去血液的濡养，又受气损之侵袭（附：此等经节失调，挛、提挈也。）而脉失养，致筋脉萎缩，所以它出现的证状是关节枢纽如折截的形状，不能提挈，足胫也弛纵而不能任地，造成经脉萎缩的证状。

(相表里)

肝性喜条达，胆附肝上，肝气热，胆受热灼，致胆汁外溢，故口苦。肝主筋，今肝受热灼，则营血减少，而失濡养，致筋膜干枯，筋膜干，则筋脉拘急而挛缩，故不能行动，则为筋痿。（不能起到正常的枢纽作用）

脾与胃相表里，今脾有热，不但失去运化水谷精微，不能充养肌肉，同时灼伤胃液，胃热而津液干涸，故出现口渴的现象。在另一方面，脾主四肢肌肉，由于脾气热耗伤津气，不能濡养肌肉，使肌肉麻痹不仁，失去痛痒感觉，而成为肉痿。

{伯总摘说，"脾气热，则胃干而渴，脾胃统并主肌肉，所以

浙江中医学院 第 4 页

附5

津液不生，太阴之气不至，故肌肉不仁，而发为肉痿。"】

肾主骨，腰为肾之府，骨生髓，这些都说明肾与腰和骨，都有密切关系。如果远行劳倦，或房劳太过，均能使肾气衰弱，令肾气热，则精气耗伤，致使骨失去濡养而不利，腰脊也不能正常的前俯后仰活动自如，所以骨髓亦随之干枯，而成骨痿。

五脏之痿，总是热的问题，伤津伤气而致痿。热一般由肺脏起因，由于肺为五脏之华盖，故其热可影响其他四脏。其病由于热，而又以肺热叶焦为其主因（肺热叶焦的论述），在病机上又均与脾胃津液枯竭有关，故痿证大多属热属虚。治疗原则：以清热滋阴为主，也就是治痿独取阳明之意。但也有湿热成痿（治去湿痿），乃属虚中有实，又当以清化湿热为主。总之痿证在于精气之伤

根据以上分析，归纳经文，结合实践，对于五痿的成因和症状，可作以下的归纳：

痿躄（肺痿）{ 成因—肺热叶焦
证状—皮毛虚枯，足膝无力，不能任地 }

脉痿（心痿）{ 成因—经脉空虚
证状—四肢关节不用，足胫纵缓 }

筋痿（肝痿）{ 成因—思虑太过，房事劳累过度
证状—爪枯、口苦、筋急而挛 }

肉痿（脾痿）{ 成因—居处多湿，肌肉濡渍
证状—口渴，肌肉不仁 }

骨痿（肾痿）{ 成因—热舍于肾，骨枯髓减
证状—足不任身，腰脊不能伸举 }

痿与痹的鉴别：

病名	痿	痹
病因	五志大热→外合（皮肉筋骨脉）	风寒湿→外合（皮肉筋骨脉）→五脏
证状	软弱无力，手不能动，足不能行，不痛。	麻木作痛，或痛有定处，或重着无力。

各家学说

讲在前面：

一、关于各家学说的性质问题（而是个有争议的问题。）

关于各家学说的性质问题，主要是继承古代医学家的经验与理论的问题。

所谓学说：既由经验上升而为理论谓之学说，尽管这些经验是直接的或是间接的，然而均是通过这些医学家们的不断总结、提高，由感性上升而为理性认识的东西，这是中医学的一个重要部分。有人讲，中医是一个"经验学"，这是错误的。科学发展的一般规律是：单纯经验的东西是有限的，总是跟不上历史发展的需要而被科学发展的历史所淘汰。而中医学则是经过无数的感性认识而上升为理性认识而被历史实践所证明了有效地成为一门科学。

然而存在一个问题，中医学是不是存在一个理论的问题和科学性的问题。

浙江中医学院　第 1 页

从近代看，人们往往把世界的传统医学分成四个地区性的系统：如亚洲系统、非洲系统、欧美系统等等，而中医则是亚洲系统的一个部分。而今世界绝大多数的传统医学基本上绝传了，只有中医学方兴未艾，只因为它是从实践上升为理论，有其自己的理论体系，指导着医学的临床实践，有着强大的生命力。

从本质上看，大量客观事实证明，中医学有其优越性，如脏腑学说，认为一个脏腑有多种功能，这是早为广大医学家所一致公认的。如1968年一个外国医学专家发表文章指出：凡有肾脏病变的病人，绝大多数均有不同程度的听觉功能障碍的现象（症状）。这是证明“肾开窍于耳”的理论实践。

从解放三十余年来看，祖国医学的向前发展是快的；许多学习专家学者进行研究，能够对祖国医学起到很好的推动作用。而这些研究的科学性和理论性都是比较强的，这就要求我们学习和分析理论体系的特点，更要善于掌握、分析其材料、观点的内在联系。这门课程的基本内容是学术发展史的内容，也有部分哲学史是通过各个历史发展史来叙述它们的各种学术主张和观点。以便去取长补短，从中找出它们的经验和教训。所以，各家学说的理论、观点的标准是什么呢？这就是要看它是否符合唯物辩证法，能否指导客观的临床实际。

二、怎样学习中医各家学说

祖国医学是一个伟大的宝库，到底有多么大？有什么内容？具体地讲有四个字"理、法、方、药"。怎样把理法方药有系统地、有条理地反映出来，这应有基础上学习各家学说，也就是探讨、研究、发掘祖国医学的开拓工作。如何学好？

1.要对经典著作进一步学习和打下一定的基础。（每个古代医学家在发表自己学术观点时，都具有很好古典医著的基础）。

2.要对历代医家的学说有个比较全面的了解。（要掌握其主流，也要了解其支派，如易水学派——张洁古、李东垣……）。

3. 不要从现象上去认识医家，一定要从本质上去了解各个医家的指导思想（要从师承关系去分析研究）。

4. 一定要看各个医家的原著，特别是代表性的著作非看不可。（掌握程度：要对各个医家的主张、观点、影响，扼要地记述）。

5. 各个医家的多种学说、观点之间，有一定的相互关系，要求同学善于比较、分析：相同在什么地方，不同在什么地方？（这里也可作为一种布置性作业）

6. 各家学说这门课程，一般地讲是用分析方法学习的课程，故同学在学习时要有个预习的准备，先有个初步的概念，致使在学习时听之有头绪、有印象。

指导评语

蒋老负责编写《中国医学史》《内经》《金匮要略》《中医诊断学》《中医内科学》《中医妇科学》《中医儿科学》等函授讲义7种14本，在各专业专、本科学生、硕士研究生及进修生、成教生中主讲“中医学基础”“内经”“各家学说”等课程。蒋老是硕士学位研究生的指导老师，作为硕士生指导小组的成员，指导和培养硕士研究生6人，其中主带1人。作为全国老中医药专家学术经验继承工作指导老师，指导带教学术经验继承人2人。蒋老对学生悉心传教，诲人不倦，指导学业实事求是，评析中肯，体现了老一代中医大家对后学发展事业，报效祖国的殷切期望。

答辩委员会

对毕业论文《论〈内经〉治则学说的几个基点及其对后世的影响》的评语

组

79届中医学基础研究生　　撰写《论〈内经〉治则学说的几个基点及其对后世的影响》论文，通过李聪甫、姜春华、阎洪臣三位名家教授的评阅，肯定作者学习《内经》较为深入，对历代医家的学术思想也有较好的掌握，并能吸取近代医家的临证经验，概念清楚，是一篇较好的论文，有一定的科学价值，给予较高的评价，同时也指出了论文不足之处。在答辩会上，各位委员提了宝贵的意见，研究生回答了问题，这对本论文有了进一步的充实和提高。在论文答辩以后，经各位委员讨论，提出如下评审意见：

一、论文针对《内经》治则学说的有关内容，进行了新的探索和较为系统的探讨，文章结构严谨，论

浙江中医学院　　第　　页

论文评语

点明确，论据充分，并能结合临床实际，是一篇有理论意义和实践价值的论文。

二、本文不但论述了在"阴阳气血"的生理活动中的重要作用，而且提出生理病理治理观点，立适与本书主旨的论述，可谓融会经旨，既有其新意，又不违古训。

三、在因势立则方面，论文以机体的"抗病力"趋势为中心，将汗、吐、下与收、降、补治则相联系，符合《内经》"其高者因而越之，其下者引而竭之，其在表者汗而发之"，也体现出一定的探索能力。

四、察情立则部分，特别注重"标本学说"。论文强调"病状繁多，各宜细察"，抓住虚实，阐其灵动的治病求本精神。并举了标本同治，如清暑益气汤，清暑与益气并行；大补阴丸，滋阴与泻火并行；三生饮，化痰与固脱并行；增液承气汤，通腑与增液并行等例，

浙江中医学院　第　页

不少较前人有所深入，持之成理。

但是，论文也存在一些缺点，新的见解尚须琢磨使之完善，个别字句，还须推敲斟酌，然这些问题不影响论文主题。

从上述内容来看，论文以三个基点为线索，对《内经》治则学说进行了新的论述和较为系统的研究，主题思想明确，能发挥个人心得体会，有所创见，并对论述及的各个主题具有扎实的基础理论和专门知识，是一篇较好而有一定价值的学术论文。

为此，我们一致通过评其毕业论文为优秀，准予毕业。并建议授予硕士学位。并希望继续不断努力，以冀更上一层楼，为四化建设多作贡献。

答辩委员会：

蒋文照

1982年9月23日

浙江中医学院　　第　　页

对研究生〔论《内经》病机学说的"非常则变"观〕一文的评语

张景岳说："机者，要也，变也，病变所由出也"。究竟如何把握其机要？该文从历代古今名家对病机千年的研究中，略而言之，不外"病因学、发病学和辨证学"三大方面，并都贯穿了"非常则变"这一基本的观点，内容较实，题旨新颖。

该文从常和非常（变）两个角度，博征广引，援古证今，展开对《内经》病机学说的基本观——"非常则变"观的探讨，作出了一些比较精细的论点，提出疾病的本质是"非常则变"的结果，论意气盛言宜，颇有所创新。

"非常则变"观在病因学上的反映——缘由太过不及；在发病学上的体现——归结阴阳偏颇；在辨证学上的运用——标责有余盛衰，三者互为印证，层次井然，于理详化，前二者侧重于理论上的研讨；后者着重于临床的运用，殊有启迪意义。

该文论点明确，对整体和局部的辨证选用名家医案为依据，分析中肯，结构完整，体现了该生有深厚的中医理论基础和求实钻研精神。

综观全文，未能从目前之未均择用医案加以阐明，似有不足之处。希望今后在学习和工作中进一步理论和实践相结合，为“四化”建设作出应有的贡献。

指导老师 付教授 蒋文照

1984年12月20日

浙江中医学院研究生毕业论文评阅意见书

评阅人姓名	蒋文照	职称	付教授	工作单位	浙江中医学院		
研究生姓名		系别	基础部	专业研究方向	中医基础理论	入学年月	1983.9
指导师姓名		论文题目	论《内经》诊法的"以外知内"原则及其思维方法				

评阅说明：

一、该生将于19 86 年 6 月 28 日进行毕业论文答辩，请您将评阅意见于19 86 年 6 月 20 日以前，用挂号寄回"浙江中医学院研究生科"

二、在评阅审查时，请参照以下几个方面提出意见：

1．对论文质量的评价。在学科上或四化建设上有何价值或理论意义。

2．论文的主要优缺点。

3．是否同意该生答辩。

评阅人对论文的学术评语：

"以外知内"原于《内经·灵枢》，通过观察从外部现象认识本质的诊断思维过程。在此基础上，对《内经》诊法学说进行全面的深入的研究，而颇有启迪意义，评审意见如下：

一、"以外知内"是本文的理论核心，提出诊法产生的最直接的理论基础在于脏腑经络理论。并运用事例预测人体的寿夭，《内经》诊法的这一"以外知内"原则，是对临床实践具有一定的现实意义。

二、该文以比较方法、系统方法、假想方法等作了探讨，论调整体观、恒动观、天人相应、综合辨证思维一一反映的物的生克规律，是阐明《内经》科学性的体现，该文进行了说理和探讨，这是一项有价值的研究。

三、该文对现阶段提出了五行学说存在的直观、朴素、模糊性等问题和今后发展五行学说的若干设想，并作了例证而加以说明，目的是使中医理论的优势给予充分发扬，这对中医现代化具有一定的积极意义。

四、在五音和五行方面，似嫌着墨少力，而《内经》宫商角徵羽五音之说，插入听声音之四例证，似欠妥切，仅为看法供参考。

希望作者能进一步通过实践的观察，和临床钻研，不断提高，为四化建设作出贡献。

同意该生答辩

评阅人（签章）

86年 6月21日

（纸不够用时，请另附纸）

推荐意见

浙江省高校中青年学科带头人重点资助专家推荐书

请就下列几方面提出推荐意见：1、被推荐者的学术水平、研究能力、科学作风、以及教学科研成就；2、评价被推荐者拟开展的科学研究和教学工作的目标、内容和预期效果。

教授是我院中青年骨干教师，浙江省高校中医内科学学科带头人，中医内科消化专业博士生导师，2001年被浙江省人民政府授予浙江省名中医称号。承担了省部级和厅局级科研项目和教育研究项目，获得了国家级和省部级的奖励，著述颇丰，显示了理论造诣精深，学术水平高，研究和组织能力强，学风正派，成就突出。拟开展的科学研究，瞄准学科前沿，立意新颖，起点高，对提高中医药学术水平意义重大。拟开展的教学研究是目前高等中医药教育改革的重要内容，促进了教育质量的提高，故乐于推荐列入浙江省高校中青年学科带头人重点资助计划。

推荐人签名：蒋文照　蒋文照印

专业技术职务：教授、主任医师

从事专业：中医内科

单位盖章：

2003年5月3日